Manfred Hoffmann
Günter Wolf
Bernhard Staller

Lebensmittelqualität und Gesundheit
Bio-Testmethoden und Produkte
auf dem Prüfstand

Ökologische Konzepte 103
baerens & fuss

Alle in diesem Buch enthaltenen Angaben, Ergebnisse usw. wurden von den Autoren nach bestem Wissen erstellt. Dennoch sind Fehler nicht völlig auszuschließen. Daher erfolgen alle Angaben usw. ohne jegliche Verpflichtung oder Garantie des Verlages oder der Autoren. Beide übernehmen deshalb keinerlei Verantwortung und Haftung für etwa vorhandene inhaltliche Unrichtigkeiten.

Bibliographische Information Der Deutschen Bibliothek:
Die Deutsche Bibliothek verzeichnet diese Publikation in der Deutschen Nationalbibliographie; detaillierte bibliographische Daten sind im Internet über **http://dnb.ddb.de** abrufbar.

© 2007 baerens & fuss

Verlag:	baerens & fuss OHG Möwenburgstraße 33 D-19055 Schwerin
Lektorin:	Christa Rey, 91595 Burgoberbach
Cover-Fotos:	Petit-Frère / Rainer Maché
Satz u. Druck:	Druck & Design Lamer, 91722 Arberg
Buchbinderei:	Mareis Druckverarbeitung, 86738 Deiningen

ISBN 978-3-935046-05-3

Gedruckt auf 100% Recycling-Papier

Inhaltsverzeichnis

Zum Geleit
Prof. Dr. med. Hans-Jürgen Pesch 10
Dr. med. Bodo Köhler 11

Vorwort
Prof. Dr. Manfred Hoffmann 14

GRUNDLAGEN

A   Allgemeines zur Lebensmittelqualität
1   Beurteilungskriterien 20
2   Qualitätsbegriffe 20
3   Meinungsbildner in der Qualitätsdiskussion 22
4   Gesundheit – ein weiter Begriff 24

B   Besonderheiten der Bio-Qualität
1   Im Blickfeld: der Verbraucher 24
2   Produktion und Kontrolle 26
3   Rechtliche Rahmenbedingungen 27

C   Qualitätstestmethoden im Überblick
0   Vorbemerkungen 31
1   Quantitative Methoden 32
1.1   Direkte Methoden 32
1.1.1   Chemische Methoden 32
1.1.1.1 Wertgebende Inhaltsstoffe
1.1.1.2 Rückstände
1.1.1.3 Aromamuster

1.1.2   Physiologische Methoden 36
1.1.2.1 Transpirationstest
1.1.2.2 Nachernteverhalten
1.1.2.3 Sensorik
1.1.2.4 Physiologischer Aminosäurenstatus

1.1.3	Physikalische Methoden	41
1.1.3.1	Fluoreszenz-Anregungs-Spektroskopie/Photonenemission	
1.1.3.2	Elektrochemische Parameter	
1.1.3.3	Elektrophorese	
1.2	Indirekte Methoden	45
1.2.1	Zersetzungstest	45
1.2.2	Fütterungsversuche	45
2	Qualitative Methoden	48
3	Situationsanalyse	48

Weiterführende Literatur

ELEKTROCHEMISCHE QUALITÄTSBEURTEILUNG

A Grundlagen

0	Vorbemerkungen	56
1	Vom Leben mit Photonen und Elektronen	58
2	Redoxreaktionen	61
3	Redoxpotential als Maß der Reduktionskraft	62
4	Ordnungsgesetze in der Natur	64
5	Hauptsätze der Thermodynamik	64
6	Gesundheit ist Ordnung	65
7	Das Janusgesicht der freien Radikale	67
8	Lebensmittel als Radikalfänger	70
9	Vital durch Vitalstoffe	75

B Messung und Messergebnisse

1	Messung	77
1.1	Ergänzungsbedürftigkeit der Chemoanalyse	77
1.2	Messvorgang	79
1.2.1	Methode	79
1.2.2	Elektrochemische Parameter	81
1.2.2.1	pH-Wert	
1.2.2.2	Elektrische Leitfähigkeit/Widerstand	
1.2.2.3	Redoxpotential/rH-Wert	
1.2.2.4	P-Wert	
1.3	Physiogramm	87

2	Ergebnisse	.88
2.1	Wasser als Lebens-Mittel	.88
2.2	Pflanzliche Produktionsgrundlagen	.91
2.2.1	Standortbedingungen	.91
2.2.1.1	Boden	
2.2.1.2	Lage	
2.2.2	Sorte	.94
2.2.3	Produktionstechnik	.95
2.2.3.1	Bodenbearbeitung	
2.2.3.2	Düngung	
2.2.3.3	Pflanzenschutz	
2.2.3.4	Ernte	
2.2.3.5	Lagerung	
2.3	Tierische Erzeugnisse	.99
2.4	Getränke und Essige	.100
2.5	Küchentechnische Aufbereitung	.103

C	**Lebensmittel und Gesundheit**	
1	Grundlagen	.105
2	Radikalenkrankheiten	.109
3	„Lebenslauf" entscheidet über die Qualität	.112
4	Täglicher Einkaufshelfer	.113

Weiterführende Literatur

WISSENSCHAFTLICHER EXKURS

1	Problemstellung	.118
2	Zur elektrochemischen Qualitätsdifferenzierung	.119
3	Qualität und Redoxpotential	.119
3.1	Redoxpotential und strukturelle Ordnung	.120
3.2	Redoxpotential und antioxidative Wirkung	.128
3.3	Reduktionskapazität	.129
4	Mischpotentialmessung	.133
5	Weitere wichtige elektrochemische Parameter	.136
5.1	pH-Wert	.136
5.2	Elektrische Leitfähigkeit/Widerstand	.138

6	P-Wert als elektrochemischer Indexwert	139
6.1	Kombinationen elektrochemischer Parameter	139
6.2	Ableitung und Aussage des P-Wertes	139
7	Methodische Konsequenzen	142

Weiterführende Literatur

Anhang

Wirkung und Ordnungsfunktion von EM – Effektiven
Mikroorganismen 146
Glossar 155
Autoren 161

Zum Geleit

Nahrungsmittel dienen der Erhaltung der Gesundheit. Bei den Römern galt: „In einem gesunden Körper möge auch einer gesunder Geist wohnen (Mens sana in corpore sano)." Trotzdem frönten sie schließlich der Fresssucht so abscheulich, dass der römische Philosoph Seneca feststellte: „Der Mensch stirbt nicht, sondern er bringt sich (selbst) um." Heute sagen wir: „Der Mensch ist, was er isst." Konkret heißt das: Mehr als 50% der Erwachsenen und 20 bis 30 Prozent der Kinder bzw. Jugendlichen sind übergewichtig oder fett. Fettsucht aber ist einer der gefährlichsten Risikofaktoren für weitere Erkrankungen wie Diabetes mellitus Typ 2, für arteriellen Hochdruck und Herzkranzgefäßverkalkung, die häufig Todesursachen sind.

Ratschläge zu rein kalorienorientierter Ernährung gibt es zuhauf. Hinweise auf den Antioxidantien-Gehalt der Nahrung dagegen fehlen. Es ist das große Verdienst von Prof. Dr. Manfred Hoffmann, seit Jahren diese Dimension als ein relevantes, messbares Qualitätsmerkmal zu etablieren.

Pflanzen besitzen bioaktive oder sekundäre Pflanzenstoffe, die als Schutzfaktoren Stress (z.B. bei Schädlingsbefall) abbauen und freie Radikale binden. Je stressärmer die Wachstumsbedingungen der Pflanze, desto unverbrauchter sind diese Wirkstoffe und stehen uns mit der pflanzlichen Nahrung gleichermaßen als Schutz zur Verfügung.

Um 529 n.Chr. schrieb Benedikt von Nursia, Gründer des Benedektinerordens (und quasi Prof. Hoffmanns Spiritus Rector) neben „Ora et labora" auch: „Brüder, lebt regelmäßig mäßig von den Produkten der Jahreszeit und der Region." Das machte Sinn: Man aß frisches Obst und Gemüse, vor Ort stressarm gereift, reich an Ballaststoffen und Antioxidantien – eine optimale Ernährung: damals und heute.

Ich wünsche diesem Buch eine weite Verbreitung und der Leserschaft neue, gesunde Einsichten.

Prof. Dr. med. Hans-Jürgen Pesch
Pathologe und Präsident der Deutschen Gesellschaft
für Umwelt- und Humantoxikologie e.V. (DGUHT)

Die Medizin entfernt sich immer mehr von der Grundlagenforschung. Sie ist der einzig verlässliche Weg zu neuen Erkenntnissen, die zum Glück von einzelnen Wissenschaftlern trotz knapper Ressourcen immer noch betrieben wird. Obwohl sie im Laufe der Jahrzehnte bahnbrechende Ergebnisse zeitigen konnte, hat das Wenigste Eingang in die Medizin gefunden.

Wir wissen längst, dass lebende Systeme komplex vernetzt sind. Sie kontrollieren sich ständig über Wechselwirkungen und betreiben regen Informationsaustausch – nicht nur von Zelle zu Zelle, sondern auch untereinander und mit ihrer Umgebung. Atomphysikalisch ist in einer bestimmten Materiemenge die Masse als Masseverdichtung (Atomkerne) sehr ungleichmäßig verteilt. Sie konzentriert sich auf ca. 0,001% des Volumens. In den restlichen 99,999% besteht ein strukturiertes Energiefeld. Dies zeigt, dass dadurch eine Polarität zwischen Teilchen und Feld in ein und derselben Realität besteht.

Hier zeigt sich hohe Ordnung neben determiniertem Chaos. Beide Zustände gehen fließend ineinander über, wodurch sich kein Entweder-oder (Dualismus), sondern ein Sowohl-als-auch (Polarität) ergibt.

Unsere Realität befindet sich aber nicht nur ständig in zweipoligen, sondern sogar in vierpoligen Wechselwirkungen. Der erste Wissenschaftler, der diese Gesetzmäßigkeit (3+1-Gesetz) erkannt hatte, war der Atomphysiker und Nobelpreisträger Wolfgang PAULI.

In den 50er Jahren hatte Max LÜSCHER ein vierpoliges Modell für die Psychoregulation entwickelt, das heute mehr denn je seine Gültigkeit hat. 30 Jahre später erforschte Jürgen SCHOLE die Regulation des Zellstoffwechsels, die ebenfalls vierpoligen Wechselwirkungen unterliegt. Mittlerweile konnte Bodo KÖHLER nicht nur eine Verknüpfung mit dem Säuren-Basen-Haushalt über deren Ladungsträger (Elektronen/Protonen) nachweisen. Sondern er arbeitete weitere vierpolige Zusammenhänge für den Mineralstoffwechsel, Strukturbausteine, Hormone u.a. ebenso heraus wie für die Ernährung. Wir treten mit der Nahrung in vierpolige Wechselwirkungen. Das ist mit anderen Einflüssen aus der Umgebung so, selbst in Bezug auf Medikamente.

Werden wir dem Stellenwert eines Nahrungsmittels im Lebensprozess gerecht, wenn wir es nur nach chemischen Bestandteilen oder Kalorien aufschlüsseln?

Sicherlich nicht. Denn damit ist der energetisch-informative Aspekt und damit die Wirkung auf Zellstoffwechsel und Säuren-Basen-Regulation in keiner Weise erfasst. Diese besonderen Eigenschaften eines Nahrungsmittels teilen sich erst mit, wenn über das Redoxpotential indirekt die Elektronen-Aktivität bestimmt wird. Der Zellstoffwechsel wird angeregt über den so genannten Pasteur-Effekt. Das heißt, die Zufuhr von Elektronen wirkt anabol (Synthese, reduzierendes Milieu) und induziert eine katabole Gegenregulation (Energiefreisetzung, oxidierendes Milieu). Gleichzeitig können die negativ geladenen Elektronen die positiven Wasserstoffionen (Säurenträger) abpuffern und wirken damit alkalisierend. Zu guter Letzt sind die Elektronen Photonenspeicher und nehmen das lebensnotwendige Sonnenlicht auf wie kleine Solarzellen. Das hebt ihren Energiezustand an.

Aus dem Gesagten lässt sich unschwer die besondere Rolle der Elektronen in der Nahrung erkennen. Es wird deshalb höchste Zeit, dass die von den Autoren dieses herausragenden Werkes durchgeführten Forschungen und Messungen zu einem wesentlichen Qualitätskriterium für die Beurteilung unserer Nahrung erhoben und zum Standard in der Nahrungsmittelindustrie werden. Neben Merkmalen wie Rückstandsfreiheit, stressfreier Anbau und Verarbeitung stellt das Redoxpotential eine entscheidende Größe für die Bestimmung der Qualität von Lebensmitteln dar. Denn hierin unterscheiden sich die Heil-Mittel von krankmachenden Stoffen.

Dr. med. Bodo Köhler
Internist und Arbeitsgruppenleiter
„Stoffwechselforschung und Regulationsmedizin"
der Naturheilkunde, Akupunktur und Umweltmedizin e.V.
(NATUM)

Vorwort

Der Verkauf von Bio-Nahrungsmitteln boomt in Deutschland. Zweistellige Umsatz- und Absatzmengensteigerungen wecken neuerdings auch das Interesse vieler Supermarktketten und Discounter. Es ist unbestritten, dass Preis- und Gesundheitsbewusstsein einen großen Einfluss auf das Käuferverhalten haben.

Aber auch geschmackliche und nostalgische Überlegungen einerseits und ein bequem erreichbares, vielseitiges Angebot andererseits führen viele neue Käuferschichten an die Biostände. Doch der Kenntnisstand der Käufer in Bezug auf Bio-Produkte und die Beratungsqualitäten lassen oft zu wünschen übrig. Bei der Pioniergeneration war dies anders!

Besonders fragwürdig scheinen die Aussagen der Verkäufer und Berater zu den Qualitäten, zur „Gesundheit" der Lebensmittel zu sein. Gerade diese Frage aber brennt vielen Käufern auf den Nägeln. Hinzu kommt, dass sich in absehbarer Zeit das ganze Gesundheitswesen umstrukturieren wird. Schon heute ist absehbar, dass die Krankheitsvorbeugung (Prävention) große Bedeutung erlangen wird. Welche gesicherten Aussagen gibt es dazu im Hinblick auf Öko-Produkte? Auf diesen Fragenkomplex möchte dieses Buch eingehen.

Neben der gesundheitspolitischen Aktualität gibt es aber weitere Gründe, dieses Buch gerade jetzt zu veröffentlichen:

Der Statusbericht 2003 „Bewertung von Lebensmitteln verschiedener Produktionsverfahren" des Bundesministeriums für Verbraucherschutz, Ernährung und Landwirtschaft (BMVEL) stellt fest, dass:

- es auf chemoanalytischer Basis keine gesicherten Qualitätsunterschiede zwischen Öko- und konventionellen Produkten gibt;
- eine auf Ganzheitlichkeit angelegte Untersuchungsmethodik der Beschreibung von Öko-Produktqualitäten gerechter würde;
- die Validierung (Gültigkeit, Zuverlässigkeit) derartiger Methoden aber erst Voraussetzung sei, um eine neue Qualitätsdiskussion zur Bewertung von Öko-Produkten sinnvoll erscheinen zu lassen.

Zwischenzeitlich ist die Validierung im Rahmen eines Forschungsprojekts der Bundesregierung für einige Verfahren erfolgreich abgeschlossen worden, wozu auch die elektrochemische Methode gehört. So können diese Untersuchungsmethoden nun einer ernsthaften Diskussion unterzogen werden.

Da von allen ganzheitlichen Methoden dem elektrochemisch/thermodynamischen Ansatz besondere Bedeutung bei der Diskussion um Gesundheitsrelevanz beizumessen ist, soll er in diesem Buch besonders berücksichtigt werden. Er steht in Wechselwirkung mit aktuellen ernährungsmedizinischen Forschungen wie dem Nachweis bioaktiver Wirkstoffe in der Nahrung und der Neutralisation von freien Radikalen.

Die Qualität unserer Lebensmittel geht uns zunächst alle an – unabhängig ob „Bio" oder „Nicht-Bio". Sind sie doch die Mittel zum Leben. Jeder möchte möglichst wertvolle Produkte preiswert einkaufen und genussvoll essen. Beim täglichen Einkauf mit prallgefüllten Theken und reißerischen Anpreisungen beginnt aber bereits das Problem. Eine Fülle von Erzeugnissen mit phantasievollen Namen und langen Auflistungen der Inhaltsstoffe steht zur Auswahl. Was soll man kaufen?

Dieses Buch wendet sich an jene Kunden, die sich über Bio- bzw. Öko-Produkte grundlegend informieren wollen. Natürlich richtet es sich auch an die Anbauverbände und staatliche Beratung, um eine zukunftsorientierte Landbewirtschaftung, Umweltpolitik und Gesundheitsvorsorge voranzubringen.

Im Interesse der Praxisbezogenheit und allgemeinen Verständlichkeit wird soweit als möglich auf weitschweifige theoretische Ableitungen verzichtet. Stattdessen wird auf die weiterführenden Literaturangaben am Ende jedes Hauptkapitels und besonders auf den wissenschaftlichen Exkurs verwiesen.

Unumstrittene Tatsache ist, dass der Käufer von Bio-Lebensmitteln täglich zur Verringerung der „Chemiefracht" in Luft und Wasser und zur Erhaltung der Artenvielfalt auf unserem Planeten beiträgt. Wer die politisch so gerne thematisierten Fragen zur Nachhaltigkeit ernst nimmt, hat durch den Kauf von Öko-Produkten Gelegenheit, Taten folgen zu lassen! Somit steht also für den potenziellen Käufer nicht die Frage nach dem „besseren" oder „schlechteren" Produkt oder der

„besseren" oder „schlechteren" Landwirtschaft im Vordergrund, sondern die nach der Verantwortung für die Um- und Nachwelt. Im Kern geht es demzufolge um die „Enkelgerechtigkeit" und um die Nachhaltigkeit im täglichen Handeln.

Das vorliegende Buch eröffnet neue Zugänge zu einer umweltbewussten und gesundheitsorientierten Betrachtung der Lebensmittelqualität auf der Basis elektrochemischer Untersuchungen. Damit es überhaupt zu dieser Forschungsrichtung kam, sei auch hier festgestellt, dass der Erfolg viele „Väter" hat.

Sie seien würdigend in Erinnerung gebracht:

- Rudolf KELLER, der sich in seinem Buch „Die Elektrizität der Zelle" bereits in den 20er Jahren mit der Elektrochemie im Lebendigen beschäftigte;
- Hans WARTENBERG und Gerda RUMMENI, die sich in den 50er Jahren an der Universität Jena mit dem physiologischen Redoxpotential bei Pflanzen befassten;
- Maximilian BIRCHER-BENNER, der schon immer eine Erweiterung der bestehenden Ernährungslehre über das bis dahin übliche Kaloriendenken hinaus forderte;
- Werner KOLLATH, der bereits sehr präzise das Redoxpotential als entscheidenden Faktor gesunder Ernährung theoretisch postulierte;
- der Kreis um die Franzosen Louis-Claude VINCENT und Jeanne ROUSSEAU, die sich in vielseitiger Weise mit der Anwendung der Elektrochemie im täglichen Leben beschäftigten;
- Franz MORELL, der die „Bioelektronik VINCENT" in ärztlichen Kreisen in Deutschland bekanntmachte.
- Entscheidende Impulse für eine geistige Umorientierung gingen aber auch vom Nobelpreisträger Erwin SCHRÖDINGER, dem Biochemiker Erwin CHARGAFF und dem Lebensmittelchemiker Joseph SCHORMÜLLER aus.

Speziell in den Anfängen der jahrelangen Forschungen zur Elektrochemie von Lebensmitteln wurden vom Ehepaar DRÄGER vom Labor der Reformwarenindustrie und von Herrn Dipl.-Landwirt Hartmut HEILMANN wertvolle Beiträge geleistet.

Dankbar wird auch die Zusammenarbeit mit dem Institut für Gemüse-, Obst- und Weinbau der Universität für Bodenkultur (Boku) Wien unter Leitung von Prof. Karoline JEZIK genannt. Ungenannt dürfen auch nicht die Entwicklungen der Firma EQC, Weidenbach, zur Gerätetechnik und zu den Standard-Messmethoden bleiben.

Zu erwähnen ist, dass längere Textpassagen im Sinne eines wissenschaftlichen Großzitats aus dem leider vergriffenen Buch „Vom Lebendigen in Lebensmitteln", Ökologische Konzepte 92 der Stiftung Ökologie und Landbau (1997) mit dankenswerter Zustimmung von Dipl.-Journalistin Christa REY übernommen worden sind.

Möge dieses Buch jene Anregungen bringen und Denkprozesse auslösen, welche einer ganzheitlichen Qualitätsdiskussion förderlich sind.

Möge es dazu beitragen, dass sich zur traditionellen und äußerst verdienstvollen Chemoanalyse auch die Elektrochemie sowie die Thermodynamik erfolgreich und komplementär etablieren können.

Weiterführende Literatur:

BMVEL: Bewertung von Lebensmitteln verschiedener Produktionsverfahren.– In: Schriftenreihe des Bundesministeriums für Verbraucherschutz, Ernährung und Landwirtschaft, Heft 499, Landwirtschaftsverlag Münster-Hiltrup.

Hoffmann, M. (Hrsg.): Vom Lebendigen in Lebensmitteln – die biolektronischen Zusammenhänge zwischen Lebensmittelqualität, Ernährung und Gesundheit.– Ökologische Konzepte 92 der Stiftung Ökologie und Landbau. Deukalion Verlag, Holm, 1997.

Wartenberg, H. und Rummeni, G.: Studien über das physiologische Redoxpotential der Pflanze und den Chemismus seiner Steuerung.– In: Wissenschaftliche Zeitschrift der Friedrich-Schiller-Universität Jena, Jg. 1952/1953, S. 53–88.

Grundlagen

*Wir werden nicht nur geboren
durch unsere Mutter,
sondern auch durch unsere Mutter Erde,
die mit jedem Mund voll Nahrung
täglich in uns Einzug hält.*
   Phillipus PARACELSUS (1493–1541)

A Allgemeines zur Lebensmittelqualität

1 Beurteilungskriterien

Allgemein versteht man unter der Qualität eines Produktes dessen Beschaffenheit, Güte oder Wert. Der Wert eines Gutes, lässt sich nach objektiven und subjektiven Kriterien in bestimmte Qualitätsstufen einordnen.

Objektive Kriterien
Zu den objektiven Kriterien zählen z. B. jene Eigenschaften, die mit naturwissenschaftlichen Methoden messbar sind. Bei Lebensmitteln sind dies in erster Linie handelsrechtlich wichtige Vorgaben in den deutschen Handelsklassen. Aber ab dem 1.7.2007 verlieren sie für bestimmte Obst- und Gemüsearten ihre Gültigkeit (Tab.1).

Subjektive Kriterien
Neben den naturwissenschaftlich definierten, objektiven Qualitätsmerkmalen spielen bei der täglichen Kaufentscheidung aber auch subjektive Eigenschaften eine entscheidende Rolle. Dazu gehören Geschmack, Aussehen, Herkunft, umweltschonende oder handwerkliche Herstellung etc.

Käuferentscheidungen haben heute weit reichende Folgen auf Ressourcenschonung, auf Wohlstandsentwicklung bzw. Verarmung in fernen Ländern oder auf die Erhaltung bäuerlicher und lebenswerter Strukturen in der Heimat.

2 Qualitätsbegriffe

So gesehen wären die Qualitätsfrage und die anschließende Kaufentscheidung noch verhältnismäßig einfach. Denn der Einkauf wäre lediglich die Summe aus objektiv messbaren Qualitätskriterien und subjektiver Wertschätzung.

Fruchtarten, die ab dem 1.7.2007 nicht mehr dem deutschen Handelsklassenrecht unterliegen	
Obst	**Gemüse**
Heidelbeeren	Dicke Bohnen
Preiselbeeren	Feldsalat
Himbeeren	Knollensellerie
Brombeeren	Kohlrabi
Johannisbeeren	Meerrettich
Stachelbeeren	Radies
	Rettiche
	Rote Bete
	Schwarzwurzeln

Fruchtarten, für die ab dem 1.7.2007 die EU-Normen gelten und die weiterhin dem deutschen Handelsklassenrecht unterliegen	
Obst	**Gemüse**
Äpfel	Artischocken
Aprikosen/Marillen	Auberginen
Avocados	Bleichsellerie
Birnen	Blumenkohl
Erdbeeren	Bohnen
Haselnüsse in der Schale	Chicorée
Kirschen	Erbsen
Kiwis	Gemüsepaprika
Melonen	Gurken
Pfirsiche/Nektarinen	Knoblauch
Pflaumen	Kopfkohl
Tafeltrauben	Kulturchampignons
Walnüsse in der Schale	Möhren
Wassermelonen	Porree/Lauch
Zitrusfrüchte	Rosenkohl
	Kopf-/Pflücksalate
	Spargel
	Spinat
	Tomaten
	Zucchini
	Zwiebeln

Tab. 1: Neuerungen im Handelsklassenrecht

Quelle: MH

In der Praxis erweitert und verkompliziert sich der Qualitätsbegriff aber erheblich. Der Konsument begegnet vielen unterschiedlichen Qualitätsbegriffen (Tab. 2).

Im Hinblick auf die Gesundheitsrelevanz wird hier nur auf die gesetzlich vorgeschriebene Qualität, die innere und äußere Qualitätsmerkmale beinhaltet, und auf den Gesundheitswert eingegangen.

Bezeichnungen	Wesen
1 Prozessqualität	Auswirkungen der Produktions- und Verarbeitungsverfahren werden vorwiegend in den EU-Verordnungen und Anbaurichtlinien der Öko-Verbände etc. berücksichtigt
2 Produktqualität	Gliedert sich in nachfolgende Teilqualitäten:
2.1 Gesetzliche Qualität	Anforderungen aufgrund gesetzlicher Vorgaben
2.2 Gesundheitswert	Ernährungsphysiologische Qualifizierung aufgrund von Energiegehalt, Nährstoffgehalt, Menge bioaktiver Substanzen etc.
2.3 Gebrauchswert	Eignung für industrielle und küchentechnische Weiterverarbeitung
2.4 Psychologische Qualität	Durch persönliche Wertschätzung und Bevorzugung bestimmt
2.5 Umweltqualität	Wertung der produktionstechnisch verursachten globalen Umweltbelastungen

Tab. 2: Qualitätsbegriffe

Quelle: MH

3 Meinungsbildner in der Qualitätsdiskussion

Wie der Qualitätsbegriff durch die verschiedensten Meinungsbildner und Strategien Dritter geprägt sein kann, soll in Abb. 1 ausgeführt werden. Fachdiskussionen und Werbeschlachten liefern täglich ein beredtes Zeugnis vom Beziehungsgeflecht der wichtigsten Partner in der Diskussion um die Lebensmittelqualität.

Am Beispiel der Kartoffel sollen die unterschiedlichen Qualitätsvorstellungen verdeutlicht werden.

Der Landwirt wünscht sich beispielsweise eine Kartoffelsorte, welche ertragsstark, wenig krankheitsanfällig, möglichst frühreif, schalenfest und druckunempfindlich ist.

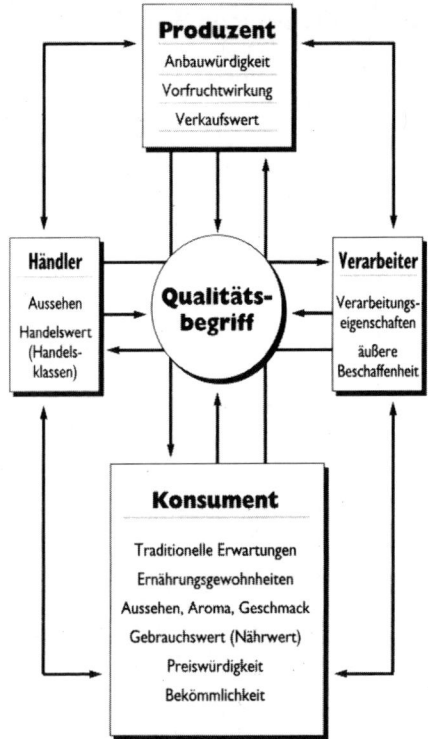

Abb. 1: Meinungsbildner

Quelle: MH

Der Händler braucht je nach Kundenkreis eine kleine Zierkartoffel, eine mittelgroße mehlig-festkochende oder festkochende, eng sortierte, saubere Speiseware oder eine große stärkereiche Futterkartoffel.

Der Verarbeitungsbetrieb verlangt eine sortenreine runde Ware mit flacher Augenlage zur Verringerung der Schälabfälle. Schließlich wünscht sich der Verbraucher ein in den Kocheigenschaften eindeutig deklariertes, sauberes, unbeschädigtes und fäulnisfreies, gut lagerfähiges, sortenreines Angebot.

Bedauerlich ist, dass in diesen unterschiedlichen Qualitätsprofilen die Erhaltung und Förderung der Verbrauchervitalität bislang kaum ausgesprochen wird, obwohl sie eigentlich oberste Priorität haben müsste.

4 Gesundheit – ein weiter Begriff

In diesem Zusammenhang gilt es, den Begriff „Gesundheit" kritisch zu hinterfragen. Jeder will gesund sein und bleiben. Lebensmittel sollen dazu die „Medizin mit Messer und Gabel" darstellen. Obendrein werden Bio-Lebensmittel als besonders gesundheitsförderlich angepriesen. Was aber heißt es wirklich, gesund zu sein?

Landläufig wird Gesundheit als Wohlbefinden verstanden. Das meint einen schmerz- und konfliktfreien Zustand, zumindest aber die Minimierung von Beeinträchtigungen und Störungen. Doch diese Wohlbefindlichkeitsvorstellung befreit den Menschen nicht von seiner Angst vor Krankheit und Endlichkeit.

Die akademischen Definitionen reichen von „Freiheit von Krankheit" bis zum „In-Harmonie-Sein" von Körper, Geist und Seele. Praxisnäher kann Gesundheit als „Kraft zum Menschsein" beschrieben werden. Denn sie ermöglicht, sich auf die wechselnden Zustände des Lebens – etwa auf Phasen der Schwäche und Stärke, des Leidens und der Freude, der Jugend und des Alters – konfliktfrei einzustellen.

Damit werden auch Ordnungsfähigkeiten und -systeme angesprochen, die sich im Qualitätsverständnis von Bio-Lebensmitteln wiederfinden.

B Besonderheiten der Bio-Qualität

1 Im Blickfeld: der Verbraucher

Die traditionelle Qualitätsdiskussion bei Lebensmitteln leidet unter einer uneinheitlichen, ja zum Teil widersprüchlichen Prioritätensetzung. Denn es beteiligen sich verschiedene Interessengruppen an der Bestimmung des Begriffs „Qualität", und jede hat andere Ziele. Eine ausschließlich am Verbraucher und seiner Gesundheit orientierte Definition ist bislang weder wissenschaftlich noch politisch gelungen. Um der eigenen Glaubwürdigkeit willen muss sich die Bio-Produktion vorrangig an der Vitalität, d. h. am Wohlbefinden des Konsumenten orientieren.

Vitalität und Verbrauchergesundheit sind unspezifisch und individuell definierbare Begriffe. Sie sind aber zugleich so umfassend determiniert, dass auch die traditionellen Untersuchungs- und Kontrollmethoden kritisch hinterfragt werden können. Interessant ist, ob sie diesbezüglichen Anforderungen noch ganz gerecht werden können und damit zeitgemäß sind.

Geht es doch dabei um die Gesamtheit der Wechselwirkungen zwischen Lebensmittelqualität, Ernährung, Lebensstil und Wohlbefinden. Und nicht nur um die Erfassung von Inhalts- und Schadstoffen sowie deren physiologische, energetische und gesundheitliche Bedeutung.

Der Lebensmittelchemiker Joseph SCHORMÜLLER hat schon vor über 20 Jahren im Standardlehrbuch „Lebensmittelchemie" die Ergänzungsbedürftigkeit der Chemoanalyse erkannt. Er hat eine methodische Ausweitung gefordert, wenn er schreibt: „Diese historisch verständliche Einseitigkeit (der ausschließlichen Chemoanalyse – Einf. d. Verf.) darf aber nicht darüber hinwegtäuschen, dass wir damit nur einen Teil der Eigentümlichkeit unserer Lebensmittel erfassen. Und so ergibt sich die zweite Seite unserer Wissenschaft, die zunehmende Bedeutung erlangt und über die Gesichtspunkte alter Prägung hinausreicht, indem sie dynamische Aspekte berücksichtigt. Im Sinne solcher Betrachtungsweise sind alle Produkte, die wir im Rahmen der Erhaltung unseres Lebens als Lebensmittel bezeichnen, darüber hinaus in den meisten Fällen dadurch gekennzeichnet, dass sie ein eigenes Leben führen."

Neue Erkenntnisse lassen darauf schließen, dass es wahrscheinlich d i e Qualität überhaupt nicht gibt. Sondern nur eine an der Allgemeinheit orientierte Qualitätsbeschreibung. Diese wird mengen- und situationsorientiert zu einer individuellen und aktuellen Qualitätsgröße für den Einzelnen. In letzter Konsequenz bietet wahrscheinlich der Physiker und Nobelpreisträger Erwin SCHRÖDINGER einen naturwissenschaftlich diskutablen Lösungsansatz:

Er hebt die Ordnungs- und Strukturierungsfähigkeit eines Lebensmittels für den Körper hervor. Danach hat die Nahrung den Ordnungszustand des Organismus gegen die ständigen thermodynamisch bedingten Unordnungstendenzen zu stabilisieren.

Die Grundüberlegung für alternative Konzepte in der Qualitätsdiskussion um die Bio-Qualität geht also von strukturellen Unterschieden aus. Diese können trotz gleicher oder ähnlicher chemoanalytischer Zusammensetzung von Produkten in konventionellen und ökologischen Erzeugnissen nachgewiesen werden.

Strukturelle Unterschiede sind über äußere und innere Merkmale zu beschreiben. Sie werden durch besondere Methoden erfasst und münden in Verbindung mit chemoanalytischen Untersuchungen in eine g a n z h e i t l i c h e Qualitätsbeschreibung ein: eine wesentliche Voraussetzung, um die Andersartigkeit der Bio-Qualität belegen zu können.

Die Gesundheitsrelevanz von Lebensmitteln kann jedoch bislang nur über die Chemoanalyse und die elektrochemisch/thermodynamischen Untersuchungen belegt werden. Die eine Methode gibt Auskunft über ernährungsphysiologisch wertvolle Inhaltsstoffe bzw. schädliche Rückstandsbelastungen. Die andere kann Nachweise für die Neutralisation freier Radikale und veränderte Entropie erbringen.

2 Produktion und Kontrolle

Will man einem hohen Anspruch an die Lebensmittelqualität in der Praxis entsprechen, bedarf es auch ordnungserhaltender und ordnungschaffender Technologien in der Lebensmittelproduktion. Obwohl jeder Eingriff in die Natur – auch im Öko-Landbau – einen Eingriff in Ordnungen bedeutet, können jedoch graduelle Unterschiede erreicht werden. So gehören der Verzicht auf synthetische Stickstoffdünger, chemische Pflanzenschutzmittel, gebeizte Saatgüter und Gentechnik ebenso zur Betriebspraxis des Öko-Betriebs wie ein möglichst standort- und artgerechter Umgang mit Pflanzen und Tieren.

Diese Besonderheiten der Öko-Produktion auch mit naturwissenschaftlich anerkannten Verfahren nachzuweisen, bereitet methodisch besondere Probleme:

1. Es gibt viele Betriebe, die ganz oder weitgehend nach den Prinzipien des Öko-Landbaues arbeiten, aber die Produkte konventionell vermarkten. So erscheint eine justitiable Trennung unmöglich.

2. Wissenschaftliche Studien können nur an geschlossenen Systemen, nicht aber an offenen erfolgen, die in ständiger Wechselwirkung mit der Umgebung stehen. Die Standard-Messungen bilden ein aktuelles punktuelles Geschehen ab, das erst in der Wechselwirkung mit dem Individuum, dem Konsumenten, Qualitätsaussagen liefert.
3. Sie konzentrieren sich auf wenige einzelne Merkmale (Parameter) eines Produkts, während im Allgemeinen bekannt ist, dass das Ganze mehr ist als die Summe seiner Teile. Weil aber die besonders leicht darstellbaren Merkmale oft überbewertet werden, sind Falschaussagen häufig vorprogrammiert.
4. Erschwerend kommt hinzu, dass die Besonderheiten des einzelnen Verbrauchers in verallgemeinernden Aussagen zur Lebensmittelqualität nicht berücksichtigt werden können.

Die Entwicklung des Lebensmittelmarktes zeigt mehrere Trends:

- steigendes Gesundheitsinteresse, was in Produkt-Innovationen wie Health-, Functional- und Novelfood zum Ausdruck kommt;
- Streben nach optimalen Kombinationen von hohem Gesundheits- und Genusswert in einem Produkt;
- hohes Sicherheitsbedürfnis der Verbraucher.

Die meisten Bio-Käufer gehen dabei von einem Plausibilitätsurteil aus. Für sie besteht ein strenger innerer Zusammenhang zwischen Produktion und Kontrolle einerseits und Gesundheitswert und Genuss andererseits. Wissenschaftlich betrachtet, muss dies jedoch nicht so sein. Deswegen ist es sinnvoll, die einzelnen Problemkreise konsequent zu analysieren.

3 Rechtliche Rahmenbedingungen

Die ersten Verunsicherungen beginnen bereits mit der Deklaration. Was ist wirklich „Bio"? Hilfreich ist hier die EU-Bio-Verordnung 2092/91. Sie legt fest, dass mit den Begriffen „Bio" und „Öko" nur Produkte beworben werden dürfen, die aus einem „kontrollierten Öko-Anbau" (k.A.) stammen.

Bezeichnungen wie „neutral kontrolliert", „naturnah erzeugt", „umweltschonend angebaut", „naturrein", „rückstandsfrei erzeugt", „naturbelassen", „aus integrierter Produktion" oder „umweltgerecht" etc. deklarieren möglicherweise besondere Anbau- und Kontrollmethoden. Sie entsprechen aber nicht den Anforderungen des kontrollierten Öko-Anbaus.

Wie kritisch diese Begriffe zu hinterfragen sind, geht aus einem Gerichtsurteil hervor. Danach kann der Verbraucher beispielsweise unter dem Begriff „naturrein" eine „völlige Schadstofffreiheit" erwarten, was heute praktisch kein Gärtner oder Landwirt mehr garantieren wird. Denn sie müssen mit all jenen Umweltbelastungen aus Luft und Regenwasser zurechtkommen, die wir ihnen bereitet haben. Echte Bio- oder Öko-Lebensmittel sind mit einem eigenen Label gekennzeichnet, das in der ganzen EU einheitlich ist (Abb. 2).

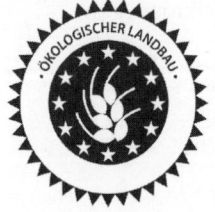

Abb. 2: EU-Label

Ob der einzelne Landwirt einem Anbauverband angeschlossen ist oder nicht, spielt keine Rolle. Mitglieder eines Anbau-

biologisch-dynamisch	Naturland	organisch-biologisch	Biokreis Ostbayern
demeter	Naturland	Bioland ÖKOLOGISCHER LANDBAU	Bio KREIS
Ecoland	Gäa	Biopark	BÖW
ECOLAND	Gäa e.V. Ökologischer Landbau	BIOPARK ÖKOLOGISCHER LANDBAU	ECOVIN

Abb. 3: Labels deutscher Anbauverbände

verbandes werben zusätzlich mit eigenem Label und berücksichtigen eigene Verbandsvorgaben. Die deutschen Anbauverbände haben dabei grundsätzlich strengere Auflagen, als es die EU-Richtlinien vorsehen. Die Labels der deutschen Anbauverbände sind in Abb. 3 dargestellt.

Im Zeitalter zunehmender Globalisierung und des steigenden Tourismus kommt der Käufer heute auch mit Labels anderer Länder in Verbindung. Deswegen sollen hier die Labels weiterer europäischer Anbauverbände angeführt werden (Abb. 4).

Von diesen reinen Bio-Produkten unterscheiden sich sowohl die Bio-Mischprodukte als auch die Reformwaren. Unter Bio-Mischprodukten versteht man Lebensmittel, die einen mehr oder weniger großen Anteil an Zutaten aus Nicht-Öko-Anbau enthalten. Produkte mit nur 5% Zutaten aus konventioneller Erzeugung dürfen ohne Einschränkung als Bio-Ware deklariert werden. Waren mit bis zu 30% aus dem Nicht-Bio-Anbau müssen diesen Anteil prozentual ausweisen. Waren mit mehr als 30% Fremdanteil dürfen nicht mehr als Bio-Produkt deklariert werden.

Bei den Waren der deutschen Reformwarenwirtschaft, die nur über Reformhäuser angeboten werden, handelt es sich um Lebensmittel, die nach hauseigenen Richtlinien geprüft werden. Inwieweit diese Öko-Produkte sind, muss fallweise festgestellt werden.

Anders ist es beim Naturkosthandel. Der Naturkosthandel bietet nur Bio-Produkte an. Darüber hinaus gibt es noch eigene Produktlinien der großen Handelsketten wie Edeka, Aldi, Tengelmann etc. Diese Waren werden besonderen Auswahlkriterien unterworfen. Dennoch kann der Käufer nur dann sicher sein, kontrollierte Ware aus dem Öko-Anbau zu erwerben, wenn dies zumindest durch das einheitliche EU-Label (Abb. 2) signalisiert wird.

Belgien
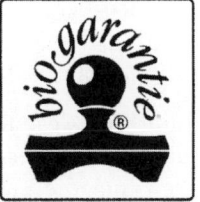

Italien
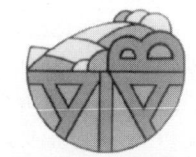

ASSOCIAZIONE ITALIANA AGRICOLTURA BIOLOGICA

Österreich
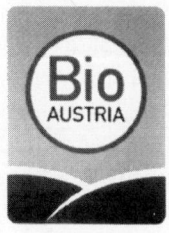

Frankreich
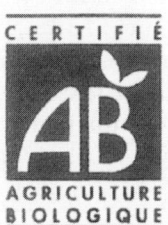

Holland
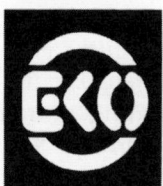

Spanien
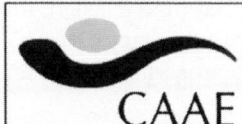

Schweiz
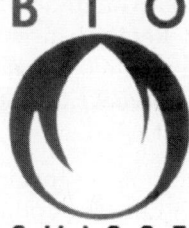

Portugal
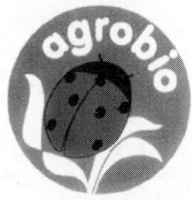

Großbritannien
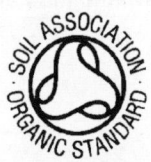

Griechenland
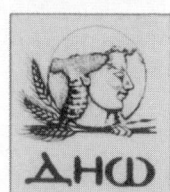

Abb. 4: Europäische Labels

C Qualitätstestmethoden im Überblick

0 Vorbemerkungen

Heute sind mehrere Untersuchungsmethoden bekannt, die die Andersartigkeit der Bio-Produktion gegenüber konventioneller Erzeugung darstellen (Tab. 3).

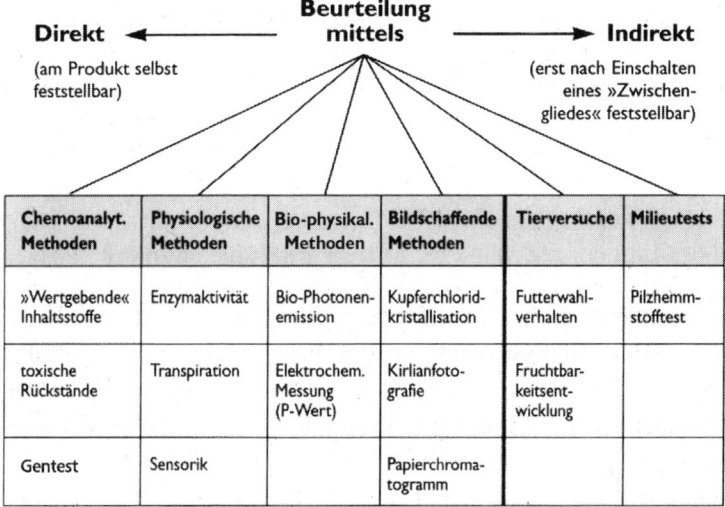

Chemoanalyt. Methoden	Physiologische Methoden	Bio-physikal. Methoden	Bildschaffende Methoden	Tierversuche	Milieutests
»Wertgebende« Inhaltsstoffe	Enzymaktivität	Bio-Photonenemission	Kupferchloridkristallisation	Futterwahlverhalten	Pilzhemmstofftest
toxische Rückstände	Transpiration	Elektrochem. Messung (P-Wert)	Kirlianfotografie	Fruchtbarkeitsentwicklung	
Gentest	Sensorik		Papierchromatogramm		

Tab. 3: Spezifische Qualitätstestmethoden für Bio-Produkte

Quelle: MH

Eine Gruppierung der einzelnen Methoden ist möglich:
- nach der Art der Aussage in quantitative und qualitative Methoden und
- nach dem Ort der Probengewinnung in direkte oder indirekte Methoden.

Zu den quantitativen Methoden zählen alle stark naturwissenschaftlich fundierten chemoanalytischen, physiologischen und biophysikalischen Testverfahren. Die qualitativen Verfahren in Form der bildschaffenden Methoden bauen stärker auf ganzheitlichen Ansätzen auf.

Bei den direkten Verfahren liefern die einzelnen Untersuchungsobjekte das erforderliche Probenmaterial selbst. Demgegenüber erbringen Tests an Wirbeltieren, Pilzen oder

Mikroben Parameter für auf den Menschen ggf. übertragbare Qualitätsaussagen (indirekte Verfahren).

1 Quantitative Methoden
1.1 Direkte Methoden
1.1.1 Chemische Methoden

1.1.1.1 Wertgebende Inhaltsstoffe

Die Chemoanalyse hat heute eine überragende Bedeutung bei der Feststellung von wertgebenden Inhaltsstoffen und toxischen Rückständen in Lebensmitteln.

Dabei hat der Begriff „wertgebend" im Laufe der Zeit einige Wandlungen durchlaufen. Waren es früher nur die Makronährstoffe, später die Vitamine und Mineralstoffe, die wertgebenden Rang einnahmen, kamen später die Ballaststoffe und neuerdings die bioaktiven Substanzen sowie das Wasser hinzu.

Leider hat eine Vielzahl von Messungen keine signifikanten Unterschiede in der stofflichen Zusammensetzung zwischen Bio- und konventioneller Produktion ergeben. Dennoch sind in einem langjährigen Versuch in der Schweiz die Spurenelemente (z. B. Kalium, Calcium, Magnesium, Zink und Kupfer) im Getreide der Öko-Parzelle signifikant höher gewesen als im konventionellen Anbau.

Das ist vermutlich auf die größere Wurzelaktivität und den möglicherweise größeren Bodenvorrat an diesen Stoffen zurückzuführen. Alle übrigen untersuchten Merkmale zeigten lediglich fallweise bessere Werte, darunter z. B. Vitamin-C-Messungen bei Mangold, Kohl und grünen Bohnen, die mit synthetischem Stickstoff gedüngt waren.

Zum Thema Düngung legt Werner SCHUPHAN sehr eindrucksvolle, langjährige praxisorientierte Versuchsergebnisse (Abb. 5) vor.

Höhere Vitamin-C-Gehalte (Ascorbinsäure) lassen sich fallweise auch in einer Vielzahl von anderen Untersuchungen beim Öko-Anbau nachweisen.

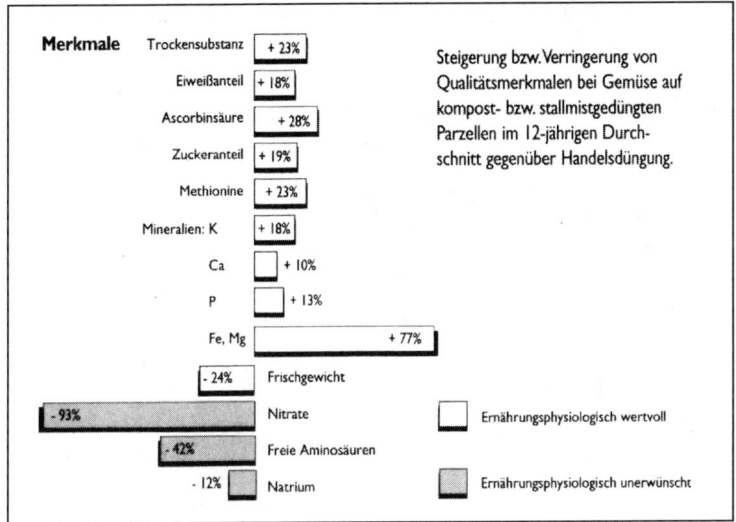

Abb. 5: Gemüsequalität in Abhängigkeit von der Düngung

Quelle: Schuphan

Aufgrund vorliegender Literaturdaten muss jedoch zusammenfassend festgestellt werden, dass sich chemoanalytisch keine signifikanten anbauspezifischen ernährungsphysiologischen Unterschiede bei Öko-Produkten feststellen lassen.

1.1.1.2 Rückstände

Unverzichtbar ist die Chemoanalyse allerdings bei der Rückstandsuntersuchung. Hier wird regelmäßig festgestellt, dass die Öko-Proben hochsignifikant niedrigere, also sehr gute Werte – meist unter der Nachweisgrenze – aufweisen. Landesweite Kontrollen an handelsüblichen Produkten in Baden-Württemberg ergaben beispielsweise im Jahre 2005, dass die Öko-Produkte nur ein Zweihundertstel der Rückstände gegenüber den konventionellen Proben hatten. Am deutlichsten sind die Unterschiede bei Äpfeln ausgefallen. Danach musste nur eine Probe aus Italien beanstandet werden.

Die konventionellen Angebote waren zu 93% einfach – vielfach sogar mehrfach – belastet. Die höchsten Rückstände wurden bei Tomaten, Weintrauben, Gemüsepaprika und Erdbeeren gemessen.

Ca. 50% der Proben enthalten mehr als einen Rückstand, was zur Feststellung führt: Grundsätzlich sind gesundheitsschädliche Wechselwirkungen denkbar, wenn der Organismus gleichzeitig mehreren unerwünschten chemischen Stoffen ausgesetzt ist. Niemand kann vorhersagen, wann, wie und mit welchen Folgen mögliche Abbauprodukte untereinander reagieren. Diese Rekombinations-Problematik der ersten „Generation" geht aus Abb. 6 hervor.

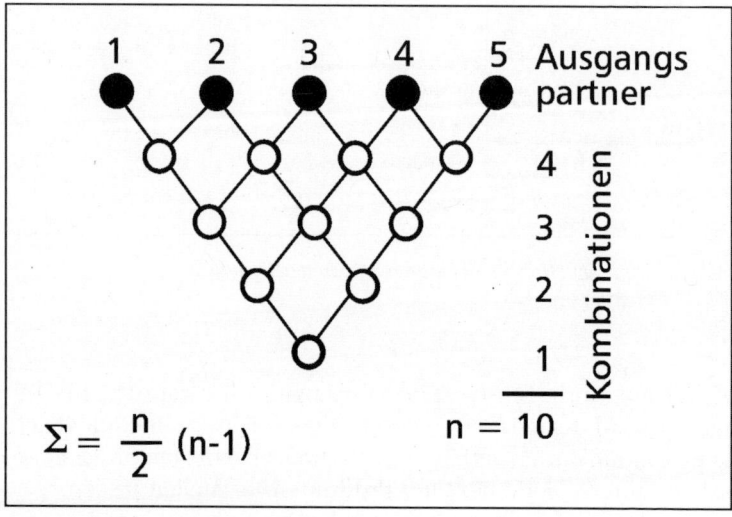

Abb. 6: Erste Kombinationsgeneration

Geht man von fünf Verbindungen aus, ergeben sich in einer ersten Kombinationsgeneration theoretisch bereits zehn, in der zweiten schon 45, in der dritten bereits 990, in der vierten ca. 490 000 und in der fünften mehr als 10^{10} Varianten. Das lässt sich überhaupt nicht mehr überschauen.

Besonders bedenklich sind Rückstände aus Pflanzenschutzmitteln sowie aus dem Einsatz von Medikamenten in der Tierhaltung. Die Bildung neuer Kombinationen aus chemischen Verbindungsresten im menschlichen Körper stellen ein noch ungeklärtes Risiko dar.

Die wachsende kritische Haltung der staatlichen Kontrollen wird insbesondere vor diesem Hintergrund verständlich. Zurzeit sind ca. 70 000 bis 100 000 synthetische Stoffe in

Lebensmitteln bekannt. Jährlich kommen ca. 10 000 Stoffe neu hinzu. Die Universität Leicester hat in einer einzigen Körperzelle eines 30-jährigen Menschen 500 künstliche Stoffe nachgewiesen.

Wie bedenklich das ist, kommt erstmals im EU-Kommissionsbericht 2002 zu Lebensmittelkontrollen zum Ausdruck. Dort heißt es: „Die Bewertung der Langzeitexposition (= Langzeitkonsum) ergab, dass die ADI (= annehmbare Tagesdosis) bei den untersuchten Pestizid-Produkt-Kombinationen nicht überschritten wurde. Was jedoch die Bewertung der akuten Exposition anbelangt, wurde nachgewiesen, dass die ARD (= Akute Referenzdosis) in einer Reihe von Fällen überschritten wurde und dass ein Gesundheitsrisiko somit nicht ausgeschlossen werden kann, insbesondere bei anfälligen Personen."

Ein Spezialgebiet regelmäßiger Rückstandsuntersuchungen ist die Nitrat-Messung. Da die Nitratbildung eine Eiweiß-Stoffwechselkrankheit der Pflanze darstellt, lässt sich auch im Öko-Anbau eine möglicherweise Krebs erzeugende Nitrosamin-Bildung nicht generell vermeiden. Messungen am diesbezüglich besonders sensiblen Kopfsalat zeigen deutlich die Zusammenhänge zwischen Jahreszeit, Düngung und Nitratproduktion. Die einzige Konsequenz für den Verbraucher heißt, auch nur jene Lebensmittel aus dem Öko-Anbau nachzufragen, die der jeweiligen Jahreszeit entsprechen.

1.1.1.3 Aromamuster

Immer wieder behaupten Hausfrauen, sie könnten Öko-Produkte allein durch den Geruch unterscheiden. Tatsache ist, dass gaschromatographische Untersuchungen die Aromamuster in Abhängigkeit von Pflanzenart und Düngung differenzieren können (Abb. 7, umseitig). Während also die Bohne bei organischer Düngung ihr typisches Aromamuster optimiert, neigen beispielsweise Kohlgewächse bei starker mineralischer Stickstoff-Düngung mitunter zum Stinken.

Neue Forschungsergebnisse zu den bioaktiven Wirkstoffen und die elektrochemischen Messungen erklären die Zusammenhänge. Die gesundheitsfördernde Wirkung von Duftstoffen wird beispielsweise in der Aromatherapie genutzt, etwa um bestimmte Migräneformen, Schlaflosigkeit oder Angstzustände zu therapieren.

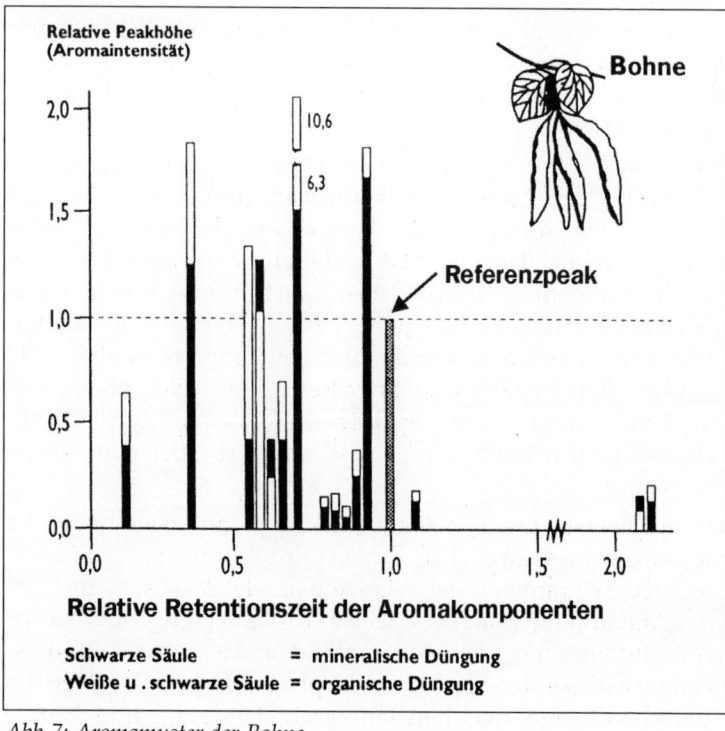

Abb. 7: Aromamuster der Bohne
Quelle: Bundesforschungsanstalt Braunschweig-Völkenrode

1.1.2 Physiologische Methoden

1.1.2.1 Transpirationstest

In den 50er Jahren entwickelten Anton ARLAND und Mitarbeiter vom Institut für Acker- und Pflanzenbau der Karl-Marx-Universität Leipzig eine „Anwelkmethode". Bei ihr wird der Transpirationsverlust von 100g lebender Biomasse innerhalb von 30 Minuten unter definierten Bedingungen festgestellt. Eine Vielzahl von Untersuchungsbefunden „ließen erkennen, dass niedrige relative Transpiration aufweisende Pflanzen in ihren Stoffwechselvorgängen über innere Ordnung und über höchstmögliche Vitalität verfügen. 'Fiebernde' Pflanzen oder Pflanzenteile sind zwangsläufig minderwertig. Wie die innere Ordnung gestaltet ist, zeigte sich an Hand von Versuchsbefunden im Hinblick auf Phosphorsäure, Kali, Kalk, Magnesia und Eiweiß."

Den Düngungseinfluss auf die relative Transpiration bei der Kartoffelsorte „Ackersegen" zeigt Abb. 8.

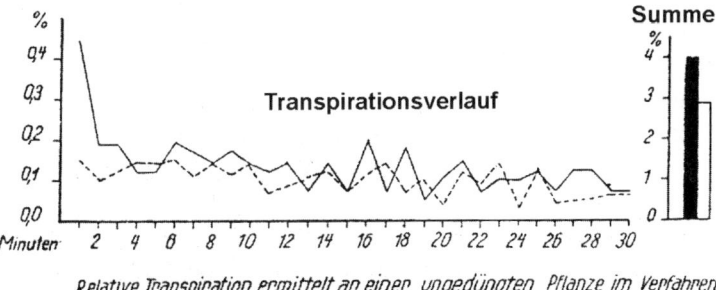

Abb. 8: Transpirationsverlauf unterschiedlich gedüngter Kartoffeln

Quelle: Arland

Zusammenfassend wird festgestellt, dass durch zu starke Düngung physiologisch schlecht konstituierte Pflanzen mehr ausdünsten als die durch schwächere Düngung physiologisch günstiger gestellten. Voraussetzung ist, dass ihr Wasserhaushalt in Ordnung ist. Weist dieser ein Defizit auf, so können die anfänglich niedriger transpirierenden und physiologisch günstiger gestellten Pflanzen ihre Wasservorräte gleichmäßiger regulieren. Sie erscheinen von einem bestimmten Stadium ab in der Transpirationsintensität höher. Aus einem veränderten Transpirationsverhalten und einer anderen Stickstoff-Düngung resultieren auch ein anderer Trockensubstanzgehalt und ein anderes Nachernteverhalten.

1.1.2.2 Nachernteverhalten

Die Haltbarkeit und Lagerfähigkeit von Bio-Lebensmitteln wird allgemein besser beurteilt als die konventionelle Vergleichsware. Typische Merkmale für die Beurteilung dieses Kriteriums sind der Schwund (d.h. der Transpirations- und Masseverlust), die Bildung schädlicher Stoffwechselprodukte und Mykotoxine sowie die Fäulnis aufgrund mikrobieller Infektionen. Mit einer Reihe von Messverfahren lässt sich dieses Nachernteverhalten quantifizieren. Dass dabei die im Öko-Anbau übliche organische Düngung besonders günstig abschneidet, konnte Erhard AHRENS an einer großen Zahl von Proben nachweisen (Abb. 9).

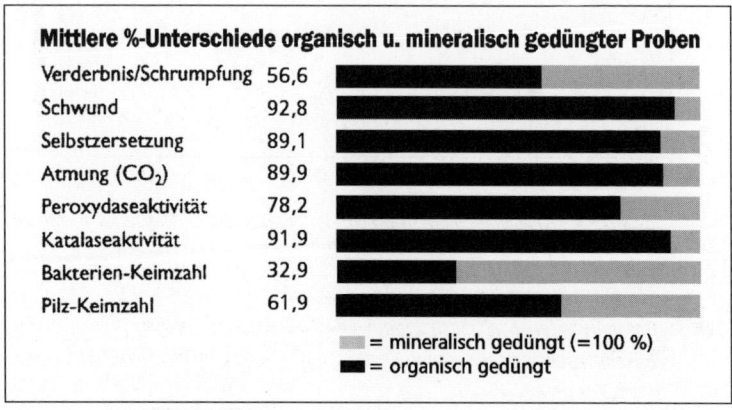

Abb. 9: Nachernteverhalten

Quelle: Ahrens

Aber auch das Nachernteverhalten und insbesondere die höhere Trockenmasse in den Öko-Produkten sind keine trennscharfen Qualitätskriterien. Denn von 19 Vergleichsuntersuchungen hatten zehn einen höheren Wert, acht einen gleichen und eine einen niedrigeren Trockenmassegehalt gegenüber konventionellen Kontrollproben.

1.1.2.3 Sensorik

Mit ihren Sinnesorganen benutzen Mensch und Tier das wohl älteste und sensibelste Testverfahren für Lebensmittel-Qualitäten. Denn sie gelten entwicklungsgeschichtlich sicherlich als d a s „Überlebenswerkzeug".

Leider ist es aber auch ein sehr problematisches Werkzeug. Denn bekanntlich sind die Geschmäcker verschieden und steuerbar. Hinzu kommt, dass der Geschmack keine stabile Größe im menschlichen Leben sein muss. Geschmack lässt sich bilden und verbilden!

Andererseits wird nur dauerhaft gekauft, was auch schmeckt. Geschulte Tester können in einem wissenschaftlichen Triangel-Test, bei welchem aus drei Proben immer die beiden identischen herausgefunden werden müssen, sehr exakte Ergebnisse liefern.

Der Düngungseinfluss auf die Aromaentwicklung der Bohne (Abb. 7) wurde bereits dargestellt. Hinzu kommen aber als Faktoren bei der jeweiligen Anbauvariante noch geschmacksgebend hinzu:

> Anbaugebiet,
>
> Reifegrad,
>
> Sorte und
>
> Lagerdauer.

So ist es sehr schwer, Geschmacksunterschiede ausschließlich am Anbausystem zu fixieren. Auch wenn in einzelnen Sensorik-Untersuchungen mit Verbrauchern bei Karotten die Bio-Ware deutlich besser abgeschnitten hat (Abb. 10) und Laborratten Bio-Karotten ebenso klar bevorzugen (Abb. 11), so sind die vorgenommenen Tests doch keine justitiablen Differenzierungsverfahren.

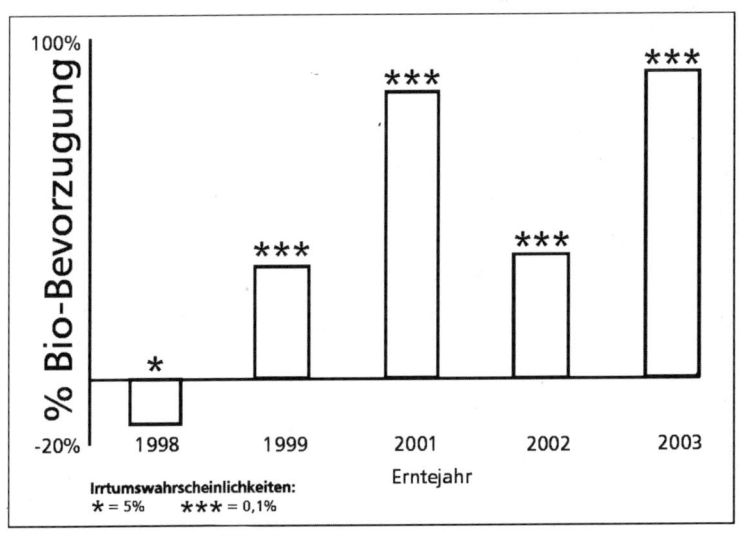

Abb. 10: Sensoriktest mit Verbrauchern

Quelle: Velimirov

Wenn in diesem Zusammenhang trotzdem immer wieder von der besseren Bio-Qualität gesprochen wird, so muss man berücksichtigen, dass Geschmack auch eine „Kopfsache" ist, wie Lisbeth JOHANNSSON, eine schwedische Wissenschaftlerin, belegt. Waren den Testern die Anbaubedingungen schon bekannt, so entschieden sie z. B. zu Gunsten der Bio-Proben. „Die Erwartung beeinflusst die Empfindung eines Geschmacks fast ebenso stark, wie die objektiv vorhandenen Aromastoffe. Dieser Zusammenhang wurde bereits in zahlreichen Versuchen belegt."

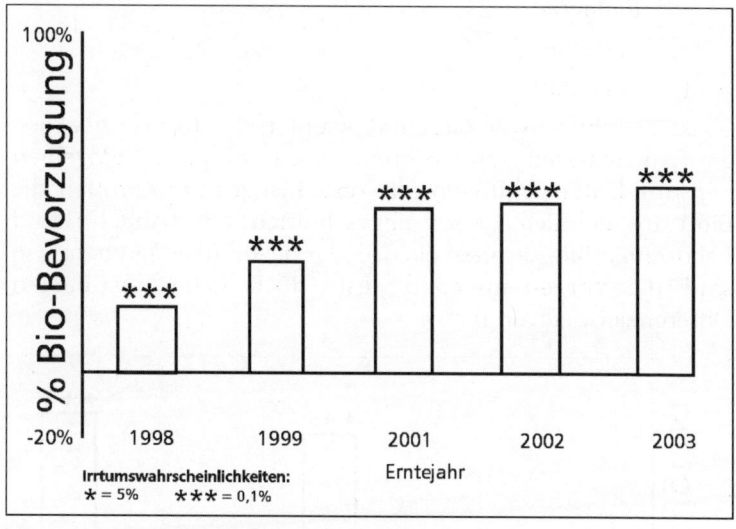

Abb. 11: Futterwahlverhalten bei Labor-Ratten

Quelle: Velimirov

1.1.2.4 Physiologischer Aminosäurenstatus

Umfangreiche Literaturrecherchen ergeben zwar keine eineindeutigen Aussagen in Bezug auf Roh- und Reinproteingehalte in Pflanzen. Aber 13 belastbare Untersuchungen zeigen einen positiv zu bewertenden Trend bezüglich geringerer Gehalte an freien Aminosäuren in Öko-Produkten. Aus diesem Grunde ist eine Erfassung protein- bzw. aminosäurenanalytischer Prüfparameter als Physiologischer Aminosäurenstatus im Rahmen einer ganzheitlichen Qualitätsaussage sinnvoll (Tab. 4).

Da sich jedoch der Reifegrad eines Produkts gravierend auf den Gehalt an freien Aminosäuren auswirkt, dürfte ebenfalls nur eine Trendaussage zu Öko-Qualitäten erreicht werden.

Produkt	bewertete Größe	Bewertung	Quellen
Weiße Bohnen, Samen	gebundene Aminosäuren, Protein-N	erhöhter Protein-N-Gehalt bei konventionellem Anbau	STOLZ et al. 2000
Apfel, Frucht	freie Aminosäuren, Protein-N	erhöhter Protein-(N)-Gehalt, mehr freie Aminosäuren/Protein-(N) ohne biologisch-dynamische Präparate	BLOKSMA et al., 2001a, b. STOLZ et al. 2002
Weizen, Samen	gebundene Aminosäuren, Protein-N	erhöhter Protein-(N)-Gehalt bei konventionellem Anbau, verändertes Verhältnis gebundener Aminosäuren/Protein-(N) bei konventionellem Anbau	STOLZ, 2001

Tab. 4: *Differenzierungen mittels physiologischem Aminosäurentest*
Quelle: BMVEL

1.1.3 Physikalische Methoden

1.1.3.1 Fluoreszenz-Anregungs-Spektroskopie/Photonenemission

Pflanzen strahlen. Sie senden (emittieren) Licht (Photonen) geringer Intensität, nachdem sie beleuchtet, d.h. optisch angeregt wurden. Diese Photonenemission ist unterschiedlich stark und klingt mit der Zeit ab. Mit hochempfindlichen Messgeräten lassen sich diese Photonenemissionen pro Sekunde präzise registrieren.

Für die Bewertung der Lebensmittelqualität beurteilt man neben dem Abklingverhalten und der Abstrahlungsintensität noch die Speicherfähigkeit der Photonen im Gewebe. In Lebensmittelproben hängen diese Merkmale auch von der einstrahlenden Wellenlänge, der Eigenart der Zelle, dem physiologischen Alter, von inneren und äußeren Biorhythmen etc. ab. Häufig werden die Proben mit weißem Licht angeregt.

Noch weitergehende Aussagen zur Produktqualität lassen sich mit farbigem Licht hervorrufen. Das führt zur Untersuchungsmethode der Fluoreszenz-Anregungs-Spektroskopie. Die Trennung der Probenmuster erfolgt dabei beispielsweise nach samentypischen Ausprägungen (Tab. 5).

Eine Vielzahl von Messungen nach dem Prinzip der Photonenemission durch weißes Licht liegt bereits vor. Die Fluoreszenz-Anregungs-Spektroskopie steht diesbezüglich noch im Anfangsstadium. Ein Verdienst der Photonen-

Produkt	bewertete Größe	Bewertung	Quellen
Bohnen, weiße	Fluoreszenzverhältnis nach gelber und blauer Anregung	stärkere samentypische Ausprägung bei ökologischem Anbau als in Hydrokultur	STRUBE et al. 2000
Calendula-Samen	Fluoreszenzverhältnis nach gelber und blauer Anregung	stärkere samentypische Ausprägung bei ökologischem als bei konventionellem Anbau	STRUBE et al. 2001c
Apfel, Frucht	Fluoreszenzverhältnis nach gelber und blauer Anregung	Unterschiede zwischen ökologisch und biologisch-dynamischem Anbau	BLOKSMA et al. 2001 a, b, STRUBE et al. 2000
Hühnereier	Fluoreszenzintensität nach Weiß-Anregung	ökolog. Futterkomposition besser als konventionelle	KÖHLER, 2000

Tab. 5: *Differenzierungen mittels Fluoreszenzanregung*

Quelle: BMVEL

emissionsmessung ist es, erstmals einen Zusammenhang zwischen der Photonenspeicherfähigkeit in Zellen und Produkteigenschaften nachgewiesen zu haben. Viele Untersuchungen belegen, dass hohe Qualitätsstufen bei Lebensmitteln mit starker Lichtspeicherfähigkeit einhergehen (Abb. 12).

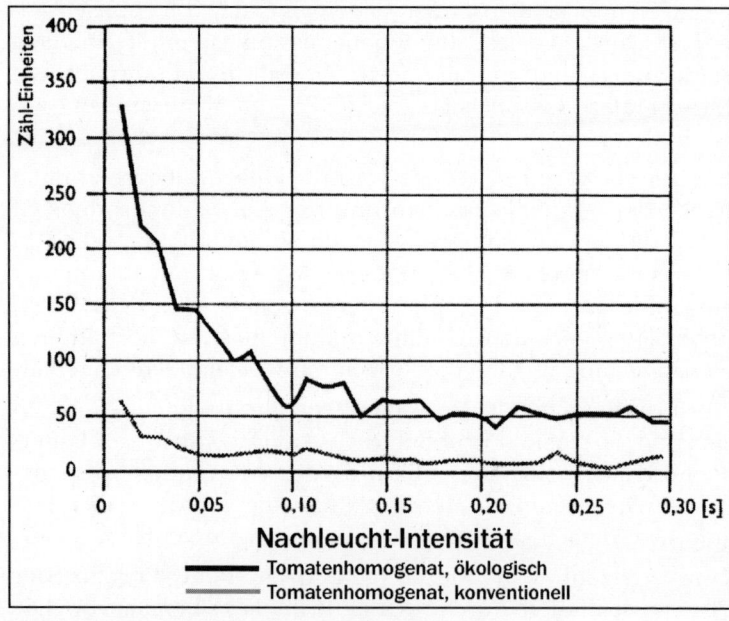

Abb. 12: *Photonenemissionen bei Tomaten*

Quelle: Popp

In der Praxis sind die unterschiedliche Intensität des natürlichen Sonnenlichts im Verlauf eines Jahres und die Wasserversorgung der Probe zusätzliche beachtenswerte Variablen für die Interpretation der Messergebnisse (Abb. 13).

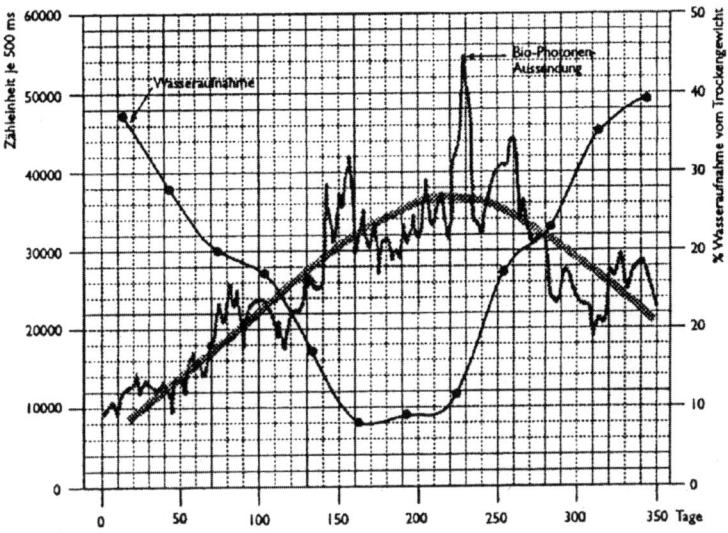

Abb. 13: *Wasseraufnahme und Photonenemission*

Quelle: Neurohr

1.1.3.2 Elektrochemische Parameter

Über die Messung der elektrochemischen Parameter pH-Wert, elektrische Leitfähigkeit (elektrischer Widerstand) und Redoxpotential lässt sich die Qualität von Lebensmitteln bestimmen.

pH-Wert:
In einem gesunden Organismus wird der pH-Wert bei einem Wert stabilisiert, bei dem z. B. die jeweils wirksamen Enzyme ihr Aktivitätsmaximum haben. Da Leben nur in einem arttypischen, eng begrenzten Bereich optimal möglich ist, geben pH-Wert-Abweichungen Hinweise auf gravierende Milieustörungen (vgl. auch: Elektrochemische Qualitätsbeurteilung, B).

Elektrische Leitfähigkeit/Elektrischer Widerstand:
In wässrigen Lösungen, also allen lebenden Systemen, geben Leitfähigkeitsmessungen Aufschluss über die Anzahl beweglicher elektrischer Ladungsträger, die Ionen. Denn nur in Festkörpern existieren freie Elektronen (vgl. a.a.O.).

Redoxpotential:
Das Redoxpotential gibt Auskunft über die Neigung einer Substanz zur Elektronenabgabe. Somit erlaubt es Rückschlüsse auf Intensität und Nachhaltigkeit der Neutralisationsfähigkeit freier Radikale. Freie Radikale werden heute als Ursache für eine Vielzahl von Krankheiten erkannt.

Auf der Grundlage von Messungen kann festgestellt werden, dass die Öko-Variante produktabhängig zwischen 85% und 95% aller Vergleichsproben die qualitativ besseren Werte besitzt.

Bezüglich der Gesundheitsrelevanz dieser Messwerte wird auf die späteren Ausführungen verwiesen (vgl. a.a.O.).

1.1.3.3 Elektrophorese

Im Rahmen seiner Dissertation hat Urs HAURI an der Universität Basel elektrophoretisch nachgewiesen, dass sich das Enzym Esterase ebenfalls für eine Produktdifferenzierung eignet. Mittels Clusteranalyse, einem speziellen statistischen Verfahren zur Gruppenkennung, konnte er bei Weizenproben die biologisch-dynamischen, organisch-biologischen und

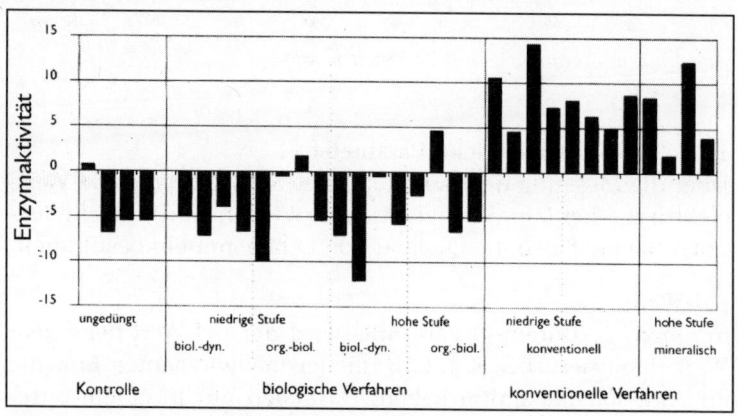

Abb. 14: Elektrophoretische Esterasedifferenzierungen

Quelle: Hauri

ungedüngten Varianten von den konventionell bzw. integriert erzeugten Proben trennen. Allerdings wurden von 32 Weizenproben mit vier Anbauvarianten und jeweils zwei unterschiedlichen Düngungsstufen mit vier Wiederholungen drei ökologische Proben fehlgruppiert (Abb. 14).

1.2 Indirekte Methoden
1.2.1 Zersetzungstest

Da sich sowohl die N-Düngung als auch das enzymatische Potential einer Probe auf die pilzliche oder bakterielle Selbstzersetzung einer Gemüseprobe auswirken, können in standardisierten Tests die Trockenmasseverluste dokumentiert werden. Sie geben dann über die Abbaugeschwindigkeit und damit das Nachernteverhalten einer Probe Auskunft. Da sowohl das Nachernteverhalten, der Trockenmassen- und Enzymstatus des Enzyms Esterase bereits als Differenzierungsgrößen bekannt sind, können derartige Selbstzersetzungstests im Rahmen einer ganzheitlichen Qualitätsbeurteilung ebenfalls diskutiert werden.

1.2.2 Fütterungsversuche

In Futterwahlversuchen wird die individuelle Bevorzugung bestimmter Futterproben durch Labortiere untersucht. In mehrjährigen Untersuchungen am Ludwig-Boltzmann-Institut für Ökologischen Landbau in Wien zeigen Labortiere nach

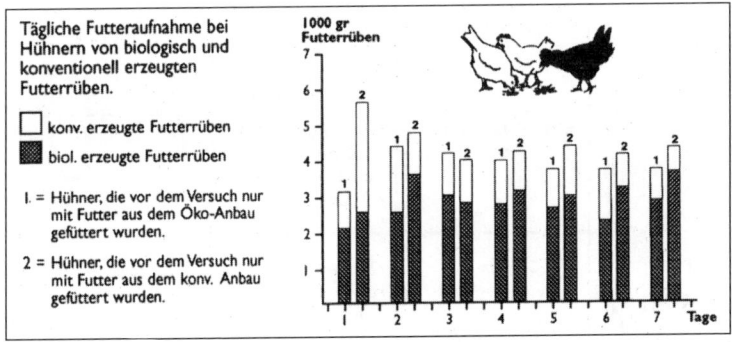

Abb. 15: *Futterwahlverhaltensversuche mit Hühnern*
Quelle: *Ludwig-Boltzmann-Institut für Ökologischen Landbau, Wien*

einer kurzen „Schnupperphase" eine deutliche Präferenz für ökologisch angebautes Futter (Abb. 15).

Diese Ergebnisse werden durch eine Reihe von Langzeit-Fütterungsversuchen ergänzt. Sie liefern besondere Einblicke in die Gesundheitsentwicklung und Reproduktionsfähigkeit der Versuchstiere (Tab. 6, S. 47), bringen aber auch nur tendenziell Besserstellungen bei den Öko-Gruppen.

	Merkmale	Futter aus biologisch-dynamischem Anbau	Futter aus konventionellem Anbau
Stallhasen 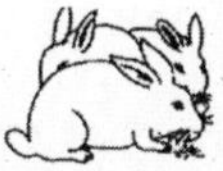	Fruchtbarkeit (Trächtigkeit)	86%	59%
	Embryonen pro Häsin 8 Tage nach Belegung	2. Generation 10,8 3. Generation 9,7	6,3 6,3
	Tiere je Wurf	6,3	5,3
Institut für Anatomie, Physiologie und Hygiene der Haustiere, Univ. Bonn, 1986, Diss. Staiger	Abgesetzte Tiere in der 2. Generation	4,5	2,6
	Gesundheitszustand in 2. Generation	Keine Infektionen.	33 % infektiöse Erkrankungen.
	Fleischqualität Seringehalt (Aminosäure im Muskelfleisch) ($P < 0,05$ %)	5,11 Mol.	5,01 Mol
Formal- und naturwissensch. Universität Wien, 1986, Diss. Edelmüller	Fruchtbarkeit (aus 3 Generationen)	Deutlich weniger notwendige Deckungen, größere Würfe, weniger Aufzuchtverluste, ab 25. Lebenstag höhere Durchschnittsgewichte.	Höhere Geburts- und Absetzgewichte, bis 25. Lebenstag höhere Durchschnittsgewichte.
	Gesundheitszustand	Fellschäden (vermutlich wegen Vitaminmangels). Höhere Kotgewichte.	Höhere Ovar- und Uterusgewichte, höhere Harngewichte.
	Futterwahlverhalten	Biologisch-dynamisches Futter wird bevorzugt (Ausnahme konventionelle Gerste).	
Hennen 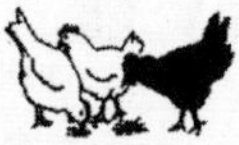	Tier-Gewicht	F2-Generation höher nach 32 Wochen.	F1-Generation höher nach 4 bzw. 8 Wochen.
	Ei-Gewicht	Dottergewicht höher.	Eiklargewicht höher.
Formal- und naturwissensch. Universität Wien, 1986, Diss. Plochberger	Haltbarkeit der Eier		Nicht wesentlich weniger Eier nach Auslagerung genießbar.
	Futterwahlverhalten	Biologisch-dynamisches Futter wird bevorzugt.	Wesentliche Mehraufnahme konv. Futters.

Abb. 16: Ergebnisse aus Fütterungsversuchen

Quelle: Staiger et al.

Species	Studie		Tiere, die ökologisches Futter bekamen zeigten ...
Ratten und Mäuse	McCarrison (1926)	+	Höhere Gewichtszunahme
	Rowlands & Wilkinson (1930)	+	Höhere Gewichtszunahme
	Scheunert et al. (1934)	-	Kürzere Lebensspanne, schlechtere Gesundheit
	Miller & Dema (1958)	0	Kein Unterschied in Gewichtsentwicklung und Fruchtbarkeit
	Scott et al. (1960)	+	Höhere Fruchtbarkeit mit Bio-Futter, schlechtere Gesundheit bei einem Futtermix (ökologisch/konventionell)
	McSheehy (1977)	0	Kein Unterschied beim Absetzgewicht
	Neudecker (1987), Velimirov et al. (1992)	+	Kein Unterschied in Trächtigkeitsrate, Geburts- und Absetzgewicht, weniger Tot- und Fehlgeburten
Ratten	Hahn et al. (1971), Aehnelt & Hahn (1973) und Aehnelt & Hahn (1978)	+	Größere Anzahl Eier, höhere Fruchtbarkeitsrate, vorteilhafte histologische Veränderungen in den weiblichen Geschlechtsorganen
	Bram (1974), Alter (1978), Meinecke (1982)	0	Keine Unterschiede in Fruchtbarkeit, Eierstöcken, Gebärmutter
	Gottschewski (1975)	+	Geringere Mortalität bei Neugeborenen
	Staiger (1986)	+	Höhere Langzeit-Fruchtbarkeit (drei Generationen)
	Edelmüller (1984)	+	Höhere Überlebensrate bei der Geburt

Tab. 6: Fütterungsversuche

Quelle: BMVEL

Interessant ist, dass in der Dissertation von Doris STAIGER nachgewiesen werden konnte, dass sich selbst bei chemoanalytisch gleichen Futterproben unterschiedliche Stoffwechselaktivitäten entwickeln. Die Fütterungsversuche von Doris STAIGER, Irene EDELMÜLLER und Karin PLOCHBERGER zeigen aber auch, dass erst Untersuchungen über mehrere Generationen gravierende gesundheitliche und reproduktionsphysiologische Schäden widerspiegeln (Abb. 16). Damit werden auch die Aussagen in Tab. 6 relativiert.

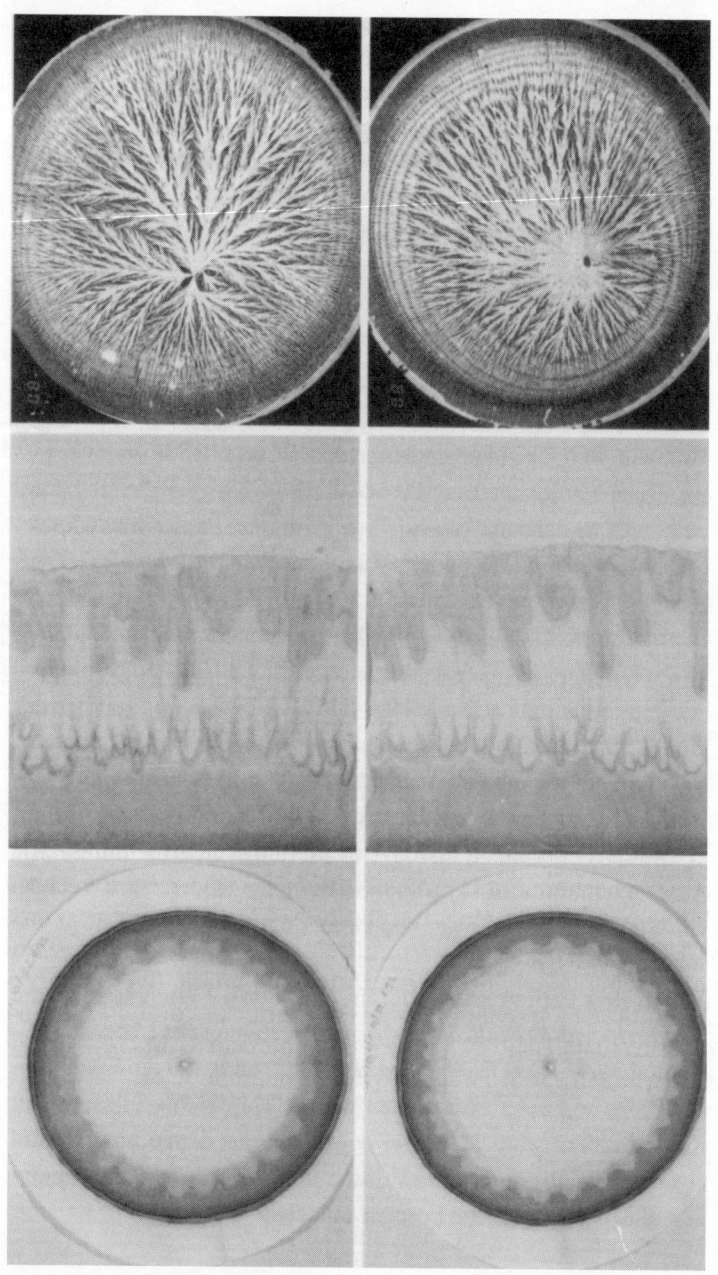

Abb. 17: Bildschaffende Methoden im Vergleich. Oben: Kupferkristalle; Mitte: Steigbilder; unten: Rundbilder   Quelle: Balzer-Graf

2 Qualitative Methoden

Etwa seit 1930 erforscht man das Phänomen, dass organische Substanzen (Blut, Pflanzensäfte, Urin) in Verbindung mit Metallsalzlösungen weitgehend reproduzierbare, farbige Bildformen schaffen. Dazu werden aus dem Probenmaterial wässrige Extrakte hergestellt, welche dann auf besonders präpariertem Papier entweder so genannte Steigbilder, Rundbildchromatogramme und Kupferchloridkristallbilder erzeugen. Diese „Formbildungskraft" gilt als Ausdruck für die innere Ordnungsfähigkeit im Probenmaterial. Durch Vergleiche der Proben mit determinierten Originalen lässt sich eine Aussage über die Vitalqualität des Produkts und dessen „Lebensgeschichte" ableiten. Um allerdings derartig umfassende Aussagen machen zu können, müssen ganze Bilderfolgen erstellt, analysiert und interpretiert werden. Für die praktische Nutzung dieser bildschaffenden Methoden sind Erfahrungen in der Probenaufbereitung und noch mehr in der Interpretation erforderlich. Gegenwärtige Anstrengungen, die Bilder mittels elektronischer Hilfsmittel zu dokumentieren und zu systematisieren, zeigen erste Ergebnisse (Abb. 17).

3 Situationsanalyse

Zusammenfassend ist festzustellen: Neben der klassischen Chemoanalyse gibt es noch andere Methoden, welche weitere Aussagen im Sinne der DIN 55350, Teil II zulassen, weil sie zusätzliche messbare Eigenschaften und Merkmale eines Produktes heranziehen. Da sie aber in traditionellen Qualitätsaussagen zu Lebensmitteln nicht oder kaum berücksichtigt wurden, stellen sie keine Komplementärmethoden dar, die spezifische Aspekte der Lebensmittelqualität beleuchten. Nachweislich können die anerkannten und validierten chemoanalytischen Methoden ökologische und konventionelle Blindproben nicht differenzieren. Letztlich war das einer der Gründe, komplementäre Methoden zu entwickeln. Diese hatten aber den Nachteil, dass sie nicht validiert waren, was wiederum Voraussetzung für eine wissenschaftliche Anerkennung der Messergebnisse ist.

Deshalb hat eine Senatsgruppe des BMVEL die „qualitative Bewertung von Lebensmitteln aus alternativer und konventioneller Produktion" sowie deren Validierung für dringlich erklärt. Mit einem Projektauftrag wurde im Rahmen des Bundesprogramms Ökologischer Landbau der Bundesforschungsanstalten für Landwirtschaft und Ernährung eine Validierung für die Kupferchlorid-Kristallisation, die Fluoreszenz-Anregungsspektroskopie, den physiologischen Aminosäurenstatus und für die elektrochemischen Messungen erfolgreich durchgeführt.

Zur Validierung gehört der Nachweis charakteristischer Kenngrößen und deren Reproduzierbarkeit an codierten Standardproben. Damit konnten die bisherigen Vorbehalte gegenüber einer allgemeinen Anerkennung der drei Komplementär-Methoden ausgeräumt werden. Einem praktischen Einsatz in Produktion, Handel, Verarbeitung und Beratung steht damit nichts mehr im Weg.

Die einzelnen Ergebnisse zeigen aber auch, dass von jeder Methode nur ein spezifischer Qualitätsaspekt dargestellt wird. So ergibt sich eine ganzheitliche Qualitätsaussage erst aus der Summe aller Einzelaspekte. Eine kritische Analyse und umfassende Literaturstudie zeigt ebenso, dass keine der Komplementärmethoden eine eindeutige, d.h. justitiable Trennung der Anbauvarianten erreicht. Eine justitiable Differenzierung wäre ein gewaltiger Fortschritt und würde Falschdeklarationen verhindern helfen.

Das aber ist aus mehreren Gründen nicht zu erwarten:

- Zwischen den Anbauvarianten in einem wissenschaftlichen Langzeit-Versuch und der Praxis ergeben sich Differenzen.
- Die Begriffe „Bio" und „Öko" sind juristisch determiniert und durch produktionstechnische Besonderheiten in der Praxis umgesetzt. Es gibt aber viele Betriebe, die gar nicht unter diesen Begriffen vermarkten, obwohl sie alle gesetzlichen und praktischen Voraussetzungen dafür erfüllen. So schließt sich ein naturwissenschaftlicher Ansatz für eineindeutige Differenzierungen aus.
- Sowohl im Öko- als auch im Integrierten Anbau existiert bei der Auswertung von Proben in vielen Bereichen auch eine so genannte Gauß-Verteilung. Sie be-

schreibt eine statistische Gesetzmäßigkeit, wonach sich je nach Häufigkeitsverteilung immer eine Glockenform ergibt (vgl. Abb. 18). Überlappungsbereiche naturwissenschaftlich über die Produkte differenzieren zu wollen, erforderte hellseherische Begabung.

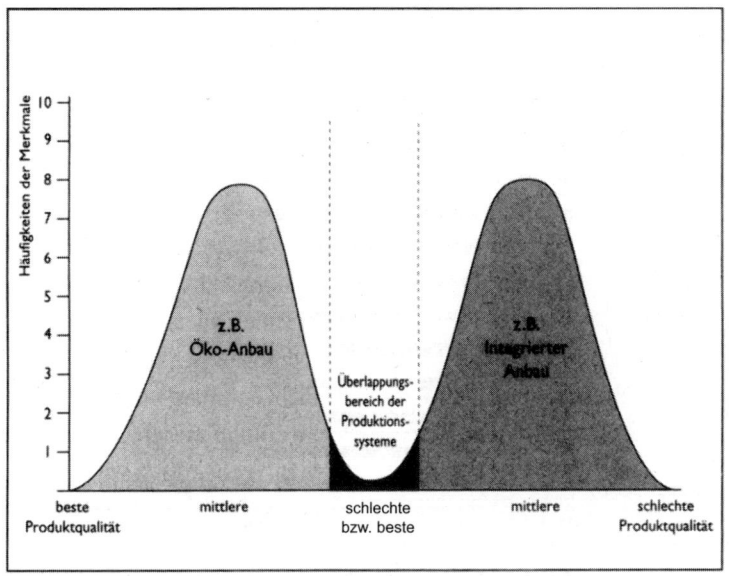

Abb. 18: *Häufigkeitsverteilung von Merkmalen*

Quelle: Hoffmann

Aufgrund dieser Erkenntnisse ist es nur sinnvoll, nach einem Qualitätsindex zu suchen, der möglichst viele gewichtete Ergebnisse der einzelnen validierten Testmethoden beinhaltet und dem jeweiligen Forschungsfortschritt angepasst werden kann. Vorstellbar wäre ein Quotient aus einem Zählerwert mit gewichteten Positivmerkmalen und einem Nennerwert mit entsprechenden Negativmerkmalen.

Einen ähnlichen Vorschlag für eine ganzheitliche Qualitätsaussage unterbreitet Alberta VELIMIROV, in dem sie die Teilqualitäten Ernährungsphysiologischer Wert, Geschmackswert, Haltbarkeit und Energiepotential mittels Futterwahlverhaltens-, Verkostungs-, Zersetzungs- und elektrochemischen Tests in einer Qualitätskennzahl erfasst (Abb. 19).

Versteht man unter dem allgemeinen Begriff „Krankheit" jede Störung eines Ordnungssystems, dann haben grundsätzlich alle in diesem Kapitel angeführten Testmethoden einen Bezug zur Gesundheit: Es geht um Ordnungszustände.

Eine realistische und praxisorientierte Betrachtung aller Methoden aber zeigt, dass nur die Chemoanalyse sowie die elektrochemisch/thermodynamischen Verfahren zu direkten Aussagen über Lebensmittelqualitäten herangezogen werden können. Damit stehen sie in Beziehung zu Gesundheit bzw.

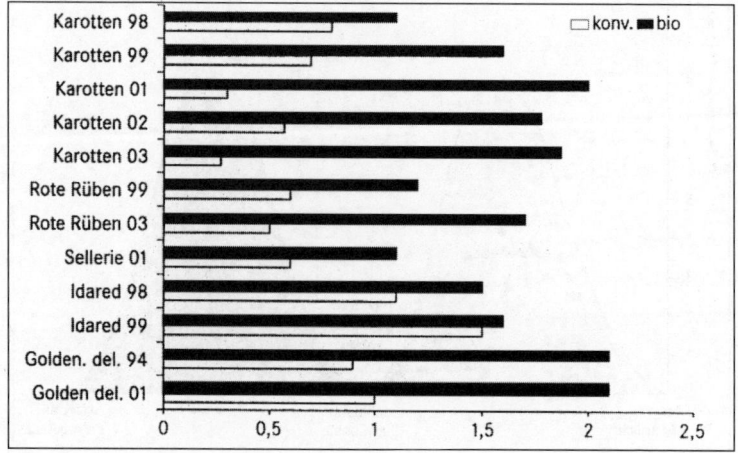

Abb. 19: Qualitätskennzahlen im Vergleich

Quelle: Velimirov

Vitalität des Konsumenten. Der Schutz des Verbrauchers – zum Beispiel vor Gefahren aus toxischen Rückständen – gehört in den unmittelbaren Aufgabenbereich staatlicher Vorsorge. So wird er vorwiegend von staatlichen Überwachungsbehörden wahrgenommen. Umfangreiche und regelmäßige Dokumentationen informieren über den aktuellen Stand der Rückstandsbelastung. Sie sollen deshalb in diesem Zusammenhang nicht weiter diskutiert werden.

Fragen der stofflichen Zusammensetzung von Lebensmitteln können in bereits vorliegenden, umfangreichen Sammlungen nachgelesen werden. An dieser Stelle geht es vorrangig um eine gründliche Information über eine relativ neue Qualitätstestmethode: die elektrochemisch/thermodynamische Messung. Bislang wird sie noch nicht von staatlichen Organen angewandt.

Weiterführende Literatur:

Arland, A.: Einleitende Darlegungen zur Transpirationsforschung.– In: Die Anwelkmethode im Dienste des Landbaues, VEB Deutscher Verlag der Wissenschaften Berlin, 1955, S. 11ff.

Ahrens, E.: Aspekte zum Nachernteverhalten und zur Lagerungseignung.– In: Meier-Ploeger, A. und Vogtmann, H. (Hrsg.): Lebensmittelqualität – ganzheitliche Methoden und Konzepte.– Stiftung Ökologie und Landbau, Bad Dürkheim, 1991.

Balzer-Graf, U. et. al: Steigbild und Kupferchloridkristallisation – Spiegel der Vitalaktivität von Lebensmitteln.– In: Meier-Ploeger, A. und Vogtmann, H. (Hrsg.).: a.a.O.

Bundesministerium für Verbraucherschutz, Ernährung und Landwirtschaft (Hrsg.): Bewertung von Lebensmitteln verschiedener Produktionsverfahren. Statusbericht 2003.– Schriftenreihe Angewandte Wissenschaft, Münster-Hiltrup, 499(2003), 166 S.

Haeton, S.: Organic Farming, Food Quality and Human Health – A Review of the Evidence.– Soil Association, Bristol (GB), 87(2001).

Hanke, G. M.: Lebensorientierung – Kraft zum Menschsein.– Unveröff. Handreichung zum Seminar, Abtei Plankstetten, 2006.

Hoffmann, M.: Lebensmittelqualität – Neue Erkenntnisse zu aktuellen Fragen.– Sonderausg. Nr. 62, Stiftung Ökologie und Landbau, Bad Dürkheim, 1997, 3. Aufl.

Hoffmann, M.: Lebensmittelqualität – elektrochemisch betrachtet.– In: Ernährung im Fokus 4(2004).

Küppers, B.: Leben = Physik + Chemie. Das Lebendige aus der Sicht bedeutender Physiker.– Serie Piper München, 1987, 252 S.

Mahlcke, J.: Wasserhaushalt und Transpirationsintensität im Rahmen der Anwelkmethode.– In: Die Anwelkmethode im Dienste des Landbaues, a.a.O.

Meier-Ploeger, A. und Vogtmann, H. (Hrsg.): Alternative Konzepte Nr. 66.– Stiftung Ökologie und Landbau, Karlsruhe, 1991, 2. Aufl.

Popp, F. A.: Biophotonen-Analyse der Lebensmittelqualität.– In: Lebensmittelqualität – ganzheitliche Methoden und Konzepte. In: Meier-Ploeger, A. und Vogtmann, H. (Hrsg.): a.a.O.

Sabersky, A.: Bio drauf – Bio drin?.– Südwest-Verlag München, 2006.

Strube, J.; Stolz, P.: Zerstörungsfreie Lebensmitteluntersuchung an Ganzproben mittels Biophotonen-Fluoreszenz-Anregungs-Spektroskopie.– 34. Vortragstagung der Deutschen Gesellschaft für Qualitätsforschung. ISBN 3-9805230-3-9, 1999.

Velimirov, A.: Viele Messungen, ein Ziel.– In: Ernte-Zeitschrift für Landwirtschaft und Ökologie, Wien, 5(2004), S. 26 f.

Williams, C.H: Nutritional Quality Or Organic Food: Shades of Grey Or Shades of Green?.– Proceedings of the Nutritional Society, 61(2002), S. 19-24.

Internetverweise:

Hoffmann, M.: Lebensmittelqualität – elektrochemisch betrachtet.– www.aid.de/fachzeitschriften/fachzeitschriften.cfm

Velimirov, A.: The Consistently Superior Quality of Carrots From One Organic Farm In Austria Compared With Conventional Farms.– Unveröff. Manuskript.
Kontakt: albiveli@yahoo.com

Ganzheitliche Untersuchungsmethoden zur Erfassung und Prüfung der Qualität ökologischer Lebensmittel: Stand der Entwicklung und Validierung.– www.orgprints.org/4815.

Elektrochemische Qualitätsbeurteilung

*Nahrung, die ihre
Reduktionsfähigkeit
verloren hat, ist tot.*
Werner KOLLATH (1892–1970)

A Grundlagen

0 Vorbemerkungen

Im Jahr 1943 eröffnete der Quantenphysiker und Nobelpreisträger Erwin SCHRÖDINGER eine sehr erfolgreiche Vorlesungsreihe zum Thema „Was ist Leben?" mit folgender Einleitung:

„Bei einem Manne der Wissenschaft darf man ein unmittelbares, durchdringendes und vollständiges Wissen in einem begrenzten Stoffgebiet voraussetzen. Darum erwartet man von ihm gewöhnlich, dass er von einem Thema, das er nicht beherrscht, die Finger lässt. Das gilt als eine Frage der Noblesse oblige. Man erlaube mir, hier für den vorliegenden Zweck auf die Noblesse, sofern überhaupt vorhanden, zu verzichten und mich von den an sie geknüpften Verpflichtungen zu befreien.

Folgendes ist meine Entschuldigung:
Wir haben von unseren Vorfahren das heftige Streben nach einem ganzheitlichen, alles umfassenden Wissen geerbt. Bereits der Name der höchsten Lehranstalten erinnert uns daran, dass seit dem Altertum und durch viele Jahrhunderte nur die universelle Betrachtungsweise voll anerkannt wurde. Aber das Wachstum in die Weite und Tiefe, das die mannigfaltigen Wissenszweige seit etwa einem Jahrhundert zeigen, stellt uns vor ein seltsames Dilemma. Es wird uns klar, dass wir erst jetzt beginnen, verlässliches Material zu sammeln, um unser gesamtes Wissensgut zu einer Ganzheit zu verbinden. Andererseits aber ist es einem einzelnen Verstande beinahe unmöglich geworden, mehr als nur einen kleinen spezialisierten Teil zu beherrschen.

Wenn wir unser wahres Ziel nicht für immer aufgeben wollen, dann dürfte es nur den einen Ausweg aus dem Dilemma geben:

dass einige von uns sich an die Zusammenschau von Tatsachen und Theorien wagen, auch wenn ihr Wissen teilweise aus zweiter Hand stammt und unvollständig ist – und sie Gefahr laufen, sich lächerlich zu machen."

Soweit Erwin SCHRÖDINGER.

Treffender könnten Ausgangssituation und Anliegen für dieses Kapitel nicht beschrieben werden!

Es geht darum, Erkenntnisse und Ergebnisse aus mehrjährigen Studien vorzustellen, um zu einer ganzheitlichen Sicht in der Kausalkette „Leben – Landbau – Lebensmittelqualität – Elektrochemische Messungen – Ernährung – Gesundheit" beizutragen. Das bedeutet, eine Komplementärwissenschaft zur verdienten traditionellen und unverzichtbaren Chemoanalyse zu kreieren.

Im Alltag gewinnen Qualitätsfragen ständig hinzu, und zwar unabhängig davon, ob den Medienwald wieder einmal eine Skandal- oder Horrormeldung bezüglich unserer Lebensmittel beschäftigt oder nicht.

Dafür gibt es gewichtige Gründe:

- Ständig steigende Krankheitskosten lenken die Aufmerksamkeit auf die individuelle, tägliche Gesundheitsvorsorge durch die „Medizin mit Messer und Gabel";
- die praktischen Auswirkungen unterschiedlicher Lebensmittelqualitäten auf den Menschen und seine Gesundheit beschäftigen die Ernährungsmedizin als junge Disziplin in der Medizinerausbildung;
- Manipulationen am Erbgut von Nahrungspflanzen lösen beim Verbraucher Unsicherheiten wegen möglicher langfristiger Folgen aus;
- immer raffiniertere Fastfood-Kombinationen und biotechnologisches Fooddesign als neueste Kreationen aus den Küchenlabors entwickeln auch gegenläufige Sehnsüchte, z.B. nach einer deftigen Hausmannskost aus gartenfrischen Zutaten;
- „Qualitätsmanagement" wird im Zeichen des internationalen Warenaustauschs, hoher Verbraucheransprüche und steigender Kosten zu einer neuen Aufgabe in der Lebensmittelbranche.

Trotz dieser Situationsanalyse ist die Beschäftigung mit dem Schwerpunkt „Elektrochemische Qualitätsbestimmung von Lebensmitteln" nicht ohne Risiko. Denn noch ist die Elektrochemie in der Qualitätsforschung wenig etabliert. Vielmehr: Elektrochemische Qualitätsuntersuchungen komplementär zur Chemoanalyse im Sinne einer ganzheitlichen Qualitätsbeurteilung sind nahezu unbekannt.

Basis für diese Ausführungen sind mehrere tausend Einzelmessungen in Forschungsinstituten und Labors. Diese haben die Qualität verschiedener landwirtschaftlicher und gärtnerischer Produkte genau ermittelt.

Es ist an der Zeit, derartige Gedankengänge und elektrochemische Messungen bekanntzumachen, zumal sie vielfältige Einsatzmöglichkeiten in der Produktionstechnik, dem Handel und der Beratung bieten.

1 Vom Leben mit Photonen und Elektronen

Wer von Lebensmitteln spricht, also den Mitteln zum Leben, muss sich zunächst mit dem Leben als solchem beschäftigen:

Leben – auch das menschliche – hat mit chemischen Prozessen zu tun. Es ist ein chemisch gesteuertes Geschehen. Dieses aber ist zugleich ein physikalischer Prozess. Denn viele Vorgänge sind ausschließlich elektrisch gesteuert: der Rhythmus des Herzens, die Atmung, die Aktivität des Gehirns. Obwohl dies alles bekannt ist, kann die Wissenschaft doch kein Leben erzeugen.

Nehmen wir also die Biologie hinzu. Auch hier: Fehlanzeige. Leben kann im Experiment nicht erzeugt werden.

Also gilt: Leben ist mehr als Chemie + Physik + Biologie. Leben kann naturwissenschaftlich nur an seinen Erscheinungen beschrieben, nicht aber durch die Naturwissenschaften definiert und produziert werden. Trotzdem bleiben die naturwissenschaftlichen Gesetzmäßigkeiten auch im Bereich des Lebendigen grundsätzlich gültig.

Besonders elektrochemische Gesetze spielen bei den Lebensprozessen – etwa im Stoffwechsel – eine entscheidende Rolle. Beim Stoffwechsel braucht der Organismus eine ständige Energiezufuhr aus seiner Umgebung.

In der Thermodynamik unterscheidet man beim Energieaustausch zwischen einem Stoffsystem und seiner Umgebung grundsätzlich zwei Formen:

- einen Wärmefluss über die Systemgrenzen und
- einen Austausch von Arbeit, wie es z. B. bei mechanischen oder elektrischen Prozessen der Fall ist.

Während verschiedene Formen der Arbeit vollständig in einander umgewandelt werden können, ist die Umwandlung von Wärme in Arbeit nur eingeschränkt möglich. Das sehen wir z. B. bei den Verbrennungsmotoren, die die meisten unserer Verkehrsmittel antreiben. Bei diesen entsteht im Verbrennungsprozess bei hoher Temperatur Wärme. Von dieser wird nur der Teil in Bewegungsenergie, d. h. in Arbeit, umgewandelt, der nicht mit den relativ kalten Auspuffgasen als Wärme niedriger Temperatur an die Umgebung abgegeben wird. Das bestätigt: Arbeit kann aus Wärme generell nur dann gewonnen werden, wenn gleichzeitig ein Teil von ihr als Wärme niedrigerer Temperatur an die Umgebung abfließt.

Genau das ist aber bei biologischen Systemen ausgeschlossen. Hier können Prozesse, die den Organismus erhalten sollen, im Wesentlichen nur bei konstanter Temperatur und bei konstantem Druck erfolgen.

Daraus folgt: Der lebende Organismus (Pflanzen, Tiere, Mensch) kann seinen Schwung zum Leben nicht aus dem Wärmefluss gewinnen. Er muss auf alternative Möglichkeiten der Energiezufuhr ausweichen. Letzten Endes ist es die Sonne, die mit ihrer Lichtenergie (Photonen) schon viele Millionen Jahre lang den Energiebedarf der lebendigen Organismen deckt (Abb. 1). Allerdings kann nur ein Teil der Lebewesen die Energie, die sie vor allem für die Strukturerhaltung, den Zellaufbau, die Erzeugung und Weiterleitung von Signalen und für die Bewegung benötigen, direkt als Sonnenlicht aufnehmen.

Das sind die (phototrophen) Pflanzen, die bei der Photosynthese Photonen absorbieren und so die Energie zur Übertragung von Elektronen vom Wasser auf das Kohlendioxid gewinnen. Dabei entstehen in verschiedenen Teilprozessen Kohlehydrate.

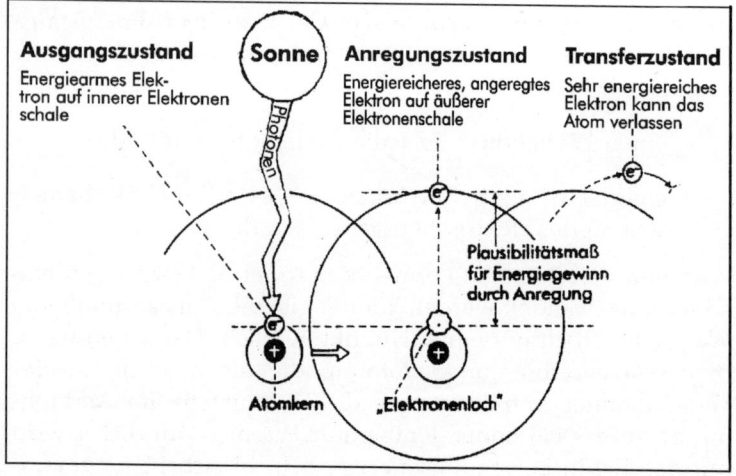

Abb. 1: Photonenenergie

Quelle: nach Nachtigall

Diese sind reicher an freier Energie als Kohlendioxid und Wasser, die Ausgangsstoffe der Photosynthese, weil sie die aufgenommene Photonenenergie enthalten. Bei besonderen Abbaureaktionen wird diese gespeicherte Energie frei, so dass die Pflanze aus ihr ihren Bedarf an mechanischer und elektrischer Energie decken kann.

Aber nicht nur die Pflanze bezieht ihre Energie aus den Produkten der Photosynthese. Auch die Tiere und der Mensch, die diese Stoffe über die Nahrung aufnehmen, gewinnen aus ihnen die Energie für ihre Lebensprozesse. Bei ihnen stammt die Energie also indirekt aus der Sonnenenergie. Die ablaufenden Reaktionen sind ganz ähnliche wie bei den Pflanzen. Ein wesentlicher Teil dieser Reaktionen ist der Elektronenübergang zwischen verschiedenen Molekülen. In einer Reihe von komplizierten Auf- und Abbauprozessen wird die in den Lebensmitteln chemisch als freie Energie gespeicherte Lichtenergie wieder freigesetzt.

So ist Stoffwechsel (Metabolismus) also nichts anderes als die Summe von Ab-, Um- und Aufbauprozessen, die durch Enzyme gesteuert werden.

Der Stoffwechsel kann grundsätzlich nur in zwei Richtungen verlaufen:

- katabolisch als Stoff-Abbau von komplexen Molekülen (z.B. Kohlehydraten, Fetten, Eiweißen) zu einfachen Molekülen wie Kohlendioxid und Wasser sowie
- anabolisch als Stoff-Aufbau von einfachen Stoffen (z.B. Zucker, Fettsäuren) zu komplexen Verbindungen (Eiweiße, Fette).

Bei Abbauprozessen verlaufen die chemischen Reaktionen thermodynamisch gesehen unter Abnahme der freien Energie, und das bedeutet spontan (freiwillig). Bei Aufbauprozessen ist es genau umgekehrt. Hierzu wird freie Energie benötigt, die von außen zugeführt werden muss.

Daraus folgt: Aufbauprozesse sind nur möglich, wenn gleichzeitig Prozesse ablaufen, bei denen freie Energie abgegeben wird. Dies geschieht in großem Umfang z. B. bei der Spaltung energiereicher Verbindungen durch Wasser (Hydrolyse).

2 Redoxreaktionen

Welche Rolle spielt nun die Elektrochemie bei diesen Prozessen? Bei den meisten Teilschritten des Stoffwechselgeschehens handelt es sich um Reduktions- oder Oxidationsreaktionen (Redoxreaktionen), also um Prozesse, bei denen ein Elektronentransfer stattfindet. Damit dies geschehen kann, müssen grundsätzlich zwei korrespondierende Redoxpaare beteiligt sein. Der elektronenreiche Partner des einen Paares fungiert als Elektronen-Spender (Elektronendonator) und gibt Elektronen an den elektronenärmeren Partner des anderen Paares ab. Dieser ist der Elektronenakzeptor. Dieser Prozess läuft ab, bis sich ein Gleichgewicht eingestellt hat.

Ein Transfer von Elektronen vom Donator zum Akzeptor kann nur solange erfolgen, wie eine „Reduktionskraft", ein „Elektronensog" besteht. Stoffwechsel lässt sich also elektrochemisch als Ladungstransfer beschreiben, in welchem Elektronen von ihrem ursprünglichen Platz in der Elektronenhülle eines Elektronenspenders in die eines „Elektronenschluckers" eintreten, bei dem quasi „Ministröme" fließen.

Damit ist der Körper nicht nur ein chemisches System, sondern auch ein elektrisches, also ein elektrochemisches System. Das muss auch für unsere Lebensmittel von Bedeutung sein. Ihr spezielles „Elektronen-Programm" wird deshalb entscheidend sein für die Qualität eines Lebensmittels. Gradmesser dafür ist die Fähigkeit, den Organismus mit Elektronen zu versorgen.

3 Redoxpotential als Maß der Reduktionskraft

Wenn für den Stoffwechsel ein Elektronentransfer notwendig ist, dann müssen bereits die Lebensmittel jene Verbindungen anbieten, die Elektronen abgeben bzw. aufnehmen können. Dieses divergierende und zugleich aufeinander bezogene Bestreben der Stoffe bringt bei einer geeigneten Messanordnung eine messbare Spannung hervor, welche als Maß für eine elektrische Reduktionskraft interpretiert werden kann. Die erforderliche Messanordnung entspricht im Aufbau dem Modell einer Galvanischen Zelle (Abb. 2).

Fast alle Stoffwechselschritte sind Redoxreaktionen und mit einem Elektronentransfer verbunden. Das Redoxpotential ist die messbare Größe, die den Elektronenaustausch charakterisiert. Es drückt die Dynamik des Lebendigen – zum Beispiel in Lebensmitteln – aus und kann der Lebensmittelindustrie als ergänzende Aussage zur bislang bevorzugten, ausschließlich auf das Stoffliche bezogenen Analyse von Lebensmitteln dienen.

Erläuterung:

Bei der Galvanischen Zelle sind zwei Räume (Halbzellen) I und II durch ein poröses Diaphragma getrennt. Diese sind mit einem Leitelektrolyten und mit den verschiedenen Redoxpaaren R/Ox bzw. R*/Ox* gefüllt. In diese Räume ragen Platin-Bleche, die elektrisch miteinander verbunden sind. Die elektronenreichen Komponenten der beiden Redoxpaare R und R* haben eine molekülspezifische Tendenz zur Elektronenabgabe. Sie „drücken" daher Elektronen in die jeweiligen Platinbleche. Ist nun beispielsweise die Neigung, die chemische Triebkraft von R* zur Elektronenabgabe größer als die von R, so werden bis zum Erreichen des elektrochemischen Gleichgewichtes an das Platin-Blech in der Halbzelle II mehr Elektronen abgegeben als an das in der Halbzelle I. Das bedeutet: Platin II lädt sich negativ gegenüber Platin I auf; es wird zum negativen Pol der Galvanischen Zelle. Die Spannung zwischen den Platinblechen ist messbar. Würde man statt des Voltmeters einen geeigneten Elektromotor einsetzen, so würde der Elektronenfluss den Motor antreiben. Das heißt, er würde Arbeit leisten, die an die Umgebung abgegeben wird. Diese „Triebkraft" wird als Elektromotorische Kraft (EMK) oder E_{eq} bezeichnet. Sie ist direkt proportional zur Abnahme der freien Enthalpie des reagierenden Systems. Mit der Elektromotorischen Kraft E_{eq} ist ein quantitatives Maß für die Triebkraft von Stoffwechselreaktionen gefunden, aber noch nicht das gesuchte Maß für die Reduktionskraft eines einzelnen Reaktionspartners (z. B. R). Ersetzt man jedoch in der Galvanischen Zelle (Abb. 2) die Halbzelle II durch eine immer gleiche Referenzelektrode, so liefert die am Voltmeter abzulesende Spannung ein Maß für die relative Reduktionskraft des Elektronendonators in Halbzelle I (R). Durch Konvention hat man die Standard-Wasserstoff-Elektrode als Referenzelektrode bestimmt. Dies bedeutet, dass der abgelesene Spannungswert die Reduktionskraft relativ zu der des Wasserstoffs angibt. Deswegen kennzeichnet man das relative Maß der Reduktionskraft eines bestimmten Elektronendonators E_H mit dem Index H. Natürlich ist die reale Situation weit komplizierter. Aber für ein Grundverständnis der Zusammenhänge sollen diese Ausführungen genügen und ansonsten sei auf die weiterführende Literatur verwiesen.

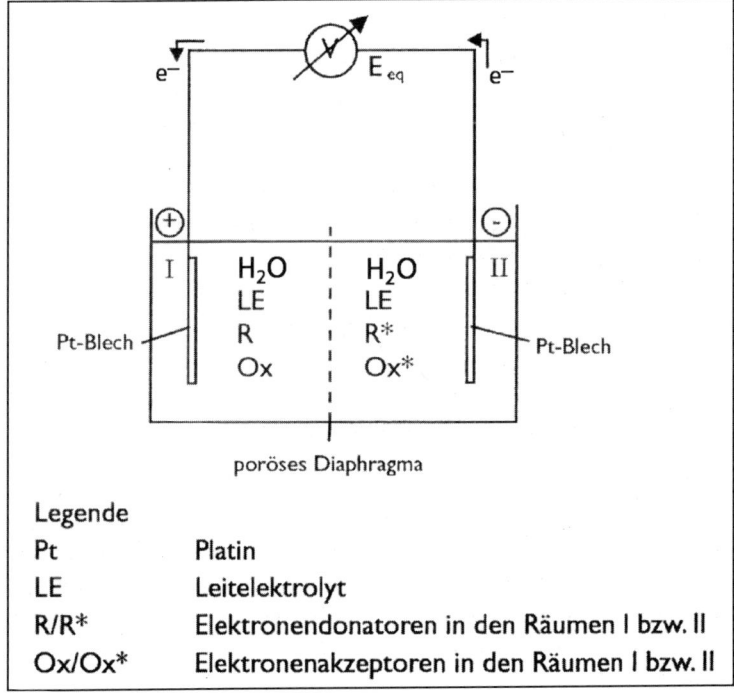

Abb. 2: Galvanische Zelle zur Messung der Reduktionskraft

Quelle: VL

4 Ordnungsgesetze in der Natur

Molekulare Ordnungs- und Unordnungszustände bestimmen das Leben und das des Universums. Ein Beispiel: das Lebensmittel Wasser.

Wassermoleküle befinden sich im Wasserdampf in einem relativ ungeordneten Zustand. Sie bewegen sich völlig chaotisch im Raum. Je höher die Dampftemperatur, desto größer die Unordnung: Die kinetische Energie steigt, mit ihm der Unordnungsgrad, die Entropie des Systems.

Wird der Dampf abgekühlt, entsteht Wasser. Dabei nehmen die Bewegungsaktivitäten der Wassermoleküle ab. Die kinetische Energie fällt, die Entropie ebenfalls. Es bilden sich Clusterstrukturen aus, erste Vorstufen der Kristallisation.

Kühlt sich das Wasser noch weiter ab, entsteht Eis mit z.T. wunderbaren Kristallen. Jetzt sind die Wassermoleküle fest in ein Kristallgitter eingebunden und können nur noch um ihren Gitterplatz oszillieren.

Das zeigt: Der feste Aggregatzustand ist derjenige mit der höchsten strukturellen Ordnung, der gasförmige jener mit der größten „Unordnung". Eine bestimmte Eismenge hat also einen höheren Ordnungsgrad und somit eine niedrigere Entropie als die gleiche Menge (flüssiges) Wasser.

Die Veränderung des Ordnungsgrades eines Systems ist von entscheidender Bedeutung für das Zustandekommen eines jeden materiellen Vorgangs. Eine allgemeine Aussage darüber macht der zweite Hauptsatz der Thermodynamik.

5 Hauptsätze der Thermodynamik

Der erste Hauptsatz, der Energieerhaltungssatz, besagt, dass Energie in einem abgeschlossenen System nicht verloren geht.

Der zweite Hauptsatz ist der Entropiesatz. Er konstatiert, dass ein Prozess in einem thermisch abgeschlossenen (adiabatischen) System nur dann ablaufen kann, wenn durch ihn die „Unordnung" des Systems – das heißt seine Entropie – zunimmt.

Unbestritten ist die Gültigkeit des ersten Hauptsatzes auch für alle lebenden Organismen.

Strittig war dagegen lange die Frage, ob der zweite Hauptsatz für sie gilt. Denn es wurde nicht berücksichtigt, dass Lebewesen offene Systeme sind: Sie müssen, um überleben zu können, in einem ständigen Stoff- und Energieaustausch mit ihrer Umgebung stehen.

Und in einem offenen System können durchaus Prozesse stattfinden, die die Entropie, also die Unordnung, in einem Teilsystem verringern und in diesem strukturelle Ordnung schaffen. Entscheidend dabei ist, dass die Gesamtentropie von System + Umgebung zunimmt. Damit ist dem zweiten Hauptsatz entsprochen.

Die Müllentsorgung ist ein gutes Beispiel für den Entropieexport. Durch die Entrümpelung des Hauses („offenes System") wird es im Haus zwar ordentlicher („Die Entropie nimmt ab"). Zugleich trägt der entsorgte Müll aber dazu bei, dass die Stadt außerhalb des Hauses unordentlicher wird. Deren Entropie nimmt also zu. Im abgeschlossenen Gesamtsystem „Stadt einschließlich Haus" hat jedenfalls die Unordnung nicht abgenommen.

6 Gesundheit ist Ordnung

Das Beispiel lässt sich auf den Organismus übertragen. Er kann dann an struktureller Ordnung zunehmen, wenn seine Umgebung gleichzeitig „unordentlicher" wird, die Entropie seiner Umgebung steigt.

Am Beispiel der Nahrung bedeutet dies:
Der Körper kann solange Nahrung hoher Ordnungsstufen zu sich nehmen und damit seine strukturelle Ordnung erhöhen, solange er Stoffe niedriger Ordnung an seine Umgebung abgeben kann.

Weil strukturelle Ordnung grundsätzlich aber auch Gesundheit bedeutet – denn nur ein optimal geordnetes Gesamtsystem ist ganzheitlich gesund – ermöglicht der zweite Hauptsatz der Thermodynamik einen erweiterten Blick auf gesundheitliche Fragen. Er bereichert die traditionelle ökotrophologische bzw. ernährungsmedizinische Diskussion durch nachfolgende Überlegungen:

- Lebewesen nehmen aus ihrer Umgebung Nährstoffe hoher struktureller Ordnung – mit niedriger Entropie – auf. Biochemische Stoffwechselprozesse bauen die

„ordentlichen" Nährstoffe um zu Stoffen mit niedriger Struktur ergo hoher Entropie, um sie dann durch Ausscheidung wieder an ihre Umwelt abzugeben.
- Insofern tragen z. B. die Stoffwechselreaktionen und Ausscheidungsstoffe zur Erhöhung der "Unordnung" und der der Wärmelast des Umfeldes bei.
- Diese „Müllentsorgung" – die in die Umgebung abgeführte Entropie – ist umso größer, je größer das Gefälle zwischen dem Ordnungszustand des Organismus und dem Unordnungszustand der Umgebung ist.

Der zweite Hauptsatz der Thermodynamik erlaubt eine quantitative Sicht auf die Zusammenhänge: Je höher der Ordnungszustand eines Lebensmittels, desto negativer ist sein messbares Redoxpotential. Mit diesem Negativ-Wert steigt die Fähigkeit des Lebensmittels, die Ordnung des Organismus zu erhöhen und zum Erhalt seiner Gesundheit beizutragen.

Deshalb sprechen niedrige Redoxpotentiale für die bessere Qualität eines Lebensmittels.

Die Entropie im Organismus kann durchaus abnehmen, was Gewinn an struktureller Ordnung – demzufolge Gesundheit – bedeutet. Je mehr Unordnung – Entropie – der Organismus an die Umgebung ausschleusen kann, umso höher kann sein Ordnungsniveau werden. Die Entropieänderung pro Mol umgesetzter Elektronen lässt sich grafisch zeigen (Abb. 3).

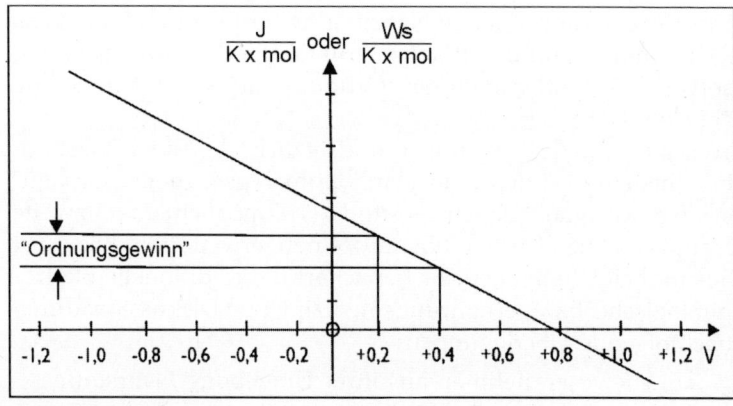

Abb. 3: Entropieänderungen pro Mol umgesetzter Elektronen

Quelle: Wolf

Unter allen vorgenannten Gesichtspunkten wird die Redoxpotential-Messung zu einem wertvollen Parameter für die thermodynamische Beurteilung der Qualität von Lebensmitteln. Sie eröffnet einen neuen Blick auf deren (gesundheitlichen) Wert für den Verbraucher.

7 Das Janusgesicht der freien Radikale

Im menschlichen Körper läuft eine nahezu unübersehbare Zahl chemischer Stoffwechselreaktionen ab. In Bruchteilen von Sekunden werden Stoffe nach strengen Gesetzmäßigkeiten auf-, um- und abgebaut. Ohne Ordnung in diesen Prozessen – keine Gesundheit.

Nach Leonor MICHAELIS und Hermann KALCKAR treten bei fast allen Stoffwechselschritten kurzfristig so genannte freie Radikale auf. Dies sind Verbindungen ohne gepaarte Elektronen. Das bedeutet, sie sind „elektronenverarmt".

Gebildet werden freie Radikale in allen Reaktionsräumen (Kompartimenten) der Zellen sowie außerhalb der Zellen, in den Körperflüssigkeiten. Sie entstehen z. B. im und am Zellkern, in und an den Zellmembranen, in großem Umfang in den Kraftwerken der Zellen – den Mitochondrien –, in den Membrannetzwerken der Zellen, dem so genannten endoplasmatischen Retikulum und auch im partikelfreien Zytoplasma.

Eine maßvolle Entstehung der Radikale beim Stoffwechsel ist durchaus erwünscht: Weil diesen Atomgruppen bis zu zwei Elektronen in der Atomhülle fehlen, entsteht ein energetisch bedeutsamer „Elektronensog": eben jene starke Tendenz, sich durch „Elektronenraub" Elektronen aus anderen Verbindungen anzueignen, um sich selbst wieder zu neutralisieren.

Das bedeutet, dass freie Radikale chemisch äußerst reaktionsfähig sind. Sie können z. B. im lebenden Organismus mit fast allen organischen Verbindungen reagieren.

Anders – beispielsweise – der Sauerstoff in unserer Atmungsluft. Er ist so reaktionsträge, dass er unbedingt aktiviert werden muss. Nur dann kann er sich überhaupt umsetzen, d. h. mit den Substanzen der Nahrung reagieren. Würde der

Sauerstoff nicht „aufgemuntert", also nicht in einen reaktionsfähigen Zustand versetzt, dann könnten:

- das Immunsystem leiden,
- Fremdstoffe im Organismus nicht erkannt und abgebaut werden,
- Entzündungsreaktionen nicht abheilen.

Genauso vorteilhaft greifen die freien Radikale zugunsten der Durchblutung unserer Organe ein. Hormonelle – mithin biochemische – Signale werden an bzw. in den Zellmembranen so in Informationen umgesetzt, dass die Zelle sie „versteht". Laufen die radikalischen Reaktionen im Organismus enzymatisch reguliert ab und werden sie durch die Vielzahl der Radikalfangmechanismen kontrolliert, so bleibt er gesund.

Das ist die eine Seite des Januskopfes. Die andere: Wenn radikalische Reaktionen unkontrolliert verlaufen oder die Auffangmechanismen nicht funktionieren, können Schäden auftreten. In äußersten Fällen können zu viele freie Radikale, weil sie chemisch gesehen so bindungswütig – ergo reaktionsintensiv – sind, das Wachsen bösartiger Geschwulste auslösen und Alterungsvorgänge beschleunigen: Radikalkrankheiten entstehen (Abb. 4).

Eine ganze Reihe akuter und chronischer Erkrankungen werden schon heute mit der Bildung freier Radikale in Verbindung gebracht. Ständig kommen diesbezüglich neue Erkenntnisse hinzu. Von den vielen Theorien hat auch jene, die vorzeitiges Altern mit der Wirkung freier Radikale in Zusammenhang bringt, eine besonders große Akzeptanz.

Den Elektronentransfer bei Radikalreaktionen kann man sich wie einen Domino-Effekt vorstellen: Freie Radikale „rauben" Elektronen aus intakten wertvollen Verbindungen, so dass diese geschädigt zurückbleiben und ihrerseits auf „Elektronenraub" gehen. Der Domino-Effekt endet i.d.R. dort, wo eine Elektronenabgabe ohne Schädigung des Gesamtsystems erfolgt. Natürliche Radikalfänger (z.B. antioxidative Enzyme) und die Elektronenspender aus den Lebensmitteln wirken als Bremsen für weitere „Raubzüge" und ermöglichen so das Ende einer Reaktionskette.

Die Ursachen für die Bildung freier Radikale sind sowohl in den Stoffwechselprozessen selbst zu suchen (endogen) als

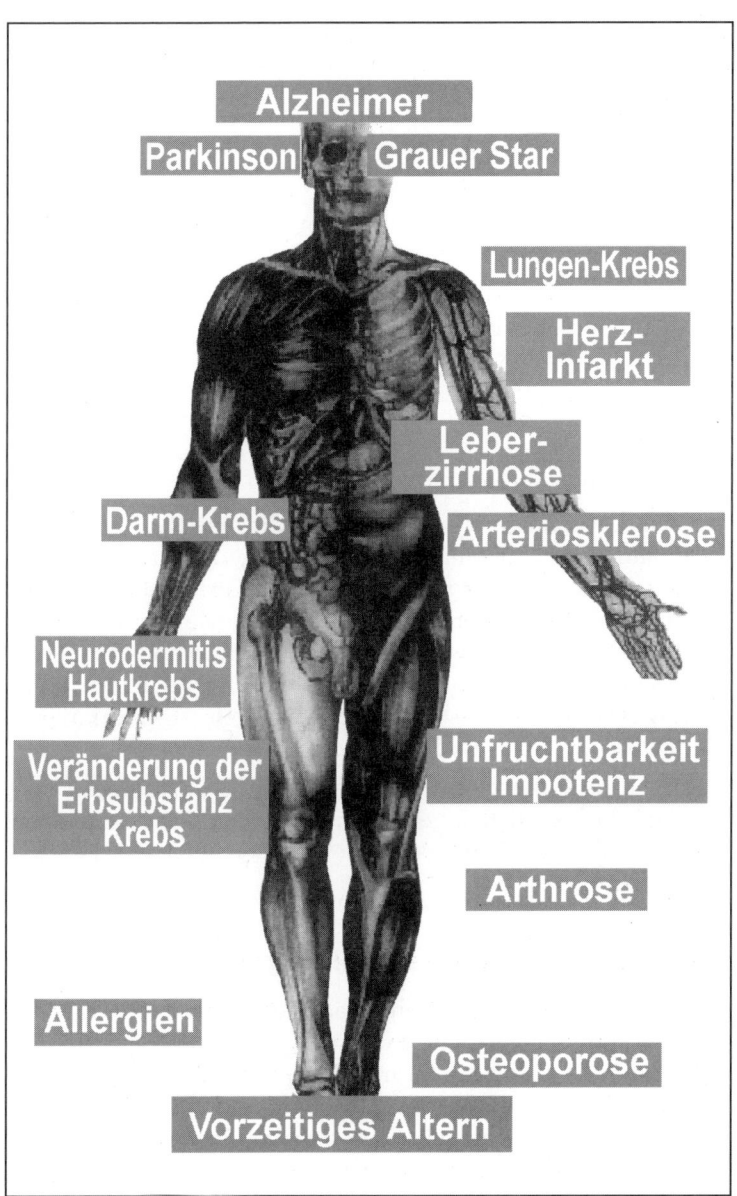

Abb. 4: Radikalenkrankheiten

Quelle: MH

auch in äußeren Gründen. Diese sind vorwiegend als Zivilisationsfolgen identifizierbar, wie:
- unausgewogene Ernährung (Mangelernährung);
- physischer und psychischer Stress (wenig Schlaf, falscher Tagesrhythmus);
- Raubbau an Antioxidantien-Vorräten des Körpers (übertriebener Sport);
- Umweltgifte (Wohnung, Kleidung, Pestizide in Lebensmitteln, Verkehrsabgase);
- Strahlenschäden;
- Chemotherapie;
- Infektionen;
- div. Medikamente („Pille").

Die ständige Zunahme von Ursachen für eine Radikalbildung führt allmählich zu einer Überforderung der Radikalfänger. Sie können nicht mehr in der nötigen Menge und Geschwindigkeit vom Körper bereitgestellt werden. Die körpereigenen Schutzsysteme werden belastet und erschöpfen schließlich. Ein permanenter „oxidativer Stress" ist entstanden. Solch ein Dauerzustand ist die Ursache für viele Erkrankungen (Radikalkrankheiten) und Erschöpfungszustände.

Guter Gesundheitsschutz bedeutet somit, ein ständiges Überangebot von Radikalfängern sicherzustellen. Am leichtesten und natürlichsten kann das eine gute Qualität der Lebensmittel garantieren.

8 Lebensmittel als Radikalfänger

Lebensmittel sind – vgl. oben – natürliche Elektronen-Spender für den Organismus. In vielfältiger Form stehen sie zur Verfügung: als Vitamine, Spurenelemente (z. B. Selen) oder als bioaktive Stoffe. Nur eine ausgewogene und vielseitige Ernährung gibt die Sicherheit für lang anhaltende Gesundheit und hohes biologisches Alter. Eine Übersicht über die mengenmäßige Kapazität an Radikalfängern, welche durch Vitamine bereitgestellt werden können, gibt Tab. 1.

Die elektronenspendenden Lebensmittelbestandteile werden vom Körper aufgenommen, dienen der Neutralisation von freien Radikalen und werde „elektronenverarmt". Danach

Vitamin A und B-Karotin (in µg /100g Frischgewicht)
Karotte	2000 - 9600
Petersilie	3200 - 26000
Paprika	380 - 2350
Tomaten	300 - 3500
Spinat	5000 - 48000

Vitamin E/Tocopherole (in mg/100g Frischgewicht)
Kleie vom Getreide	320
Leinöl	110
Sojaöl	90 - 280
Weizenkeimöl	140 -550
Butter	2,5 - 30

L-Ascorbinsäure (in mg/100g Frischgewicht)
Kartoffeln (neu)	22,3
Zwiebeln	7,0 - 25
Paprika	15 - 20
Tomaten	50 -60
Petersilie	190
Weißkohl	15 - 60
Rotkohl	30 - 45
Zitronen	28 - 50
Johannisbeeren, schwarz	100 - 300

Vitamin »P«/Bioflavonoide (in mg/100g Frischgewicht)
Johannisbeeren, schwarz	1000 - 2100
Johannisbeeren, rot	300 - 400
Johannisbeeren, weiß	200 - 450
Pflaumen	100 - 1000
Äpfel	10 - 70

Tab. 1: Natürliche Radikalfänger in ausgewählten Lebensmitteln

Quelle: Heinrich

werden sie wieder ausgeschieden. Dies geschieht in einer Vielzahl (teilweise) hochkomplizierter biochemischer Abbaukaskaden (vgl. Abb. 5).

Da diese Zustände elektrochemisch über das Redoxpotential gemessen werden können, lässt sich auch der In- und Output an Elektronenenergie messbar darstellen. Elektronen als negativ geladene Elementarteilchen erfordern allerdings ein gewisses Umdenken in der Interpretation der Messergebnisse:

Je negativer die Zahlen in mV sind, desto elektronenenergiereicher ist die Verbindung. Also verlaufen die Messergebnisse von negativen Input- zu positiven Output-Werten. Unsere „positiven" Ausscheidungen werden dann wieder in den Stoffkreislauf der Natur zurückgeführt und über mikrobiologische wie pflanzenphysiologische Prozesse elektronenenergetisch angereichert. Dies geschieht in der Photosynthese, wobei durch Photonen der Sonnenstrahlung aus CO_2 und H_2O Kohlenhydrate aufgebaut werden.

Danach stehen sie uns wieder über die pflanzliche und tierische Nahrung als „negative" Systeme zur Verfügung. Als Obst, Gemüse oder Fleischprodukt. So schließt sich der elektronenenergetische Kreislauf. In ihn sind wir Menschen seit Jahrmillionen eingebunden.

Kein Entkommen also. Denn in der Schöpfung herrscht eine strenge Ordnung. Ein Teil von ihr: der Mensch. Verurteilt zum dauernden Stoff-Wechsel, durchwandern ihn Stoffe bzw. Energien. Der sich von außen ernährende – heterotrophe – Organismus bedarf dabei ständigen Nachschubs. Er braucht an Elektronenenergie reiche Lebensmittel, damit die energetische Ordnung im Kleinen wie im Großen gewahrt bleibt. Und er benötigt Lebensmittel als Mittel zum Leben.

Anders verlaufen die energetischen Prozesse bei den autotrophen – den sich selbst ernährenden – Organismen, den grünen Pflanzen. Durch Photosynthese spalten sie Wasser auf. Der dabei gewonnene Wasserstoff steht zur Reduktion des Kohlenstoffs im Kohlendioxid der Luft zur Verfügung. Im oxidierten Zustand befinden sich die Elektronen des Wasserstoffs energetisch auf einem hohen positiven Potential von +810 mV. Das ist so viel, dass sie andere Substanzen nicht mehr reduzieren können.

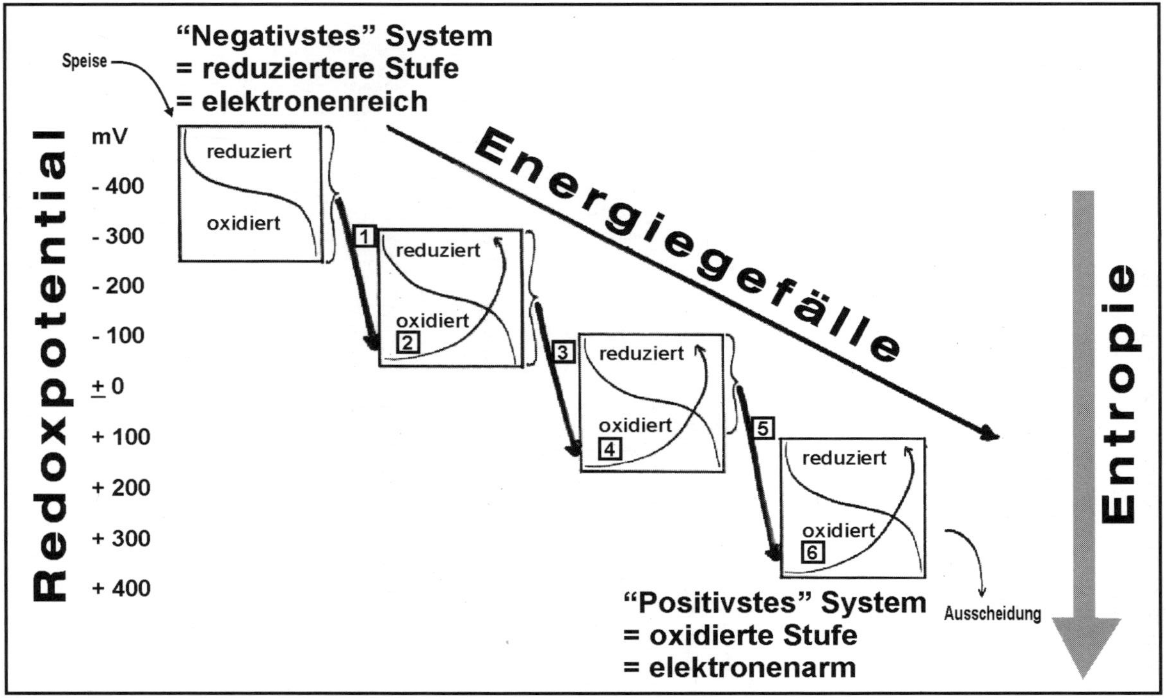

Abb.5: Energie-Abbaukaskaden

Quelle: n. Kollath

Nun müssen aber, damit eine molekulare Ordnung aufgebaut werden kann, Reduktionsprozesse ablaufen. Also eilen Helfer herbei: die Chloroplasten in den grünen Pflanzen. Sie nehmen Lichtquanten bestimmter Wellenlängen (λ 682 nm) auf und zerlegen das Wasser: in Protonen, in positiv geladene Wasserstoffionen, und in Elektronen, die negativ geladenen Teilchen.

Komplizierte chemische Abläufe trennen die Protonen von den Elektronen, transportieren sie ab bzw. binden sie. Die negativ geladenen Teilchen werden mit Hilfe spezifischer Pigmentanteile und Enzyme zunächst auf den relativ niedrigen Potentialwert von +50 mV energetisch angehoben. Bei weiteren Reaktionen in den Chloroplasten verlieren diese Elektronen an Energie und fallen dabei wieder auf ein Potential von +430 mV zurück.

Durch die erneute Aufnahme von Energie aus dem Licht einer anderen Wellenlänge (700 nm) werden die Elektronen über das Pigment 700 energetisch auf das hohe negative Potential von -430 mV angehoben. Über eine Kette von verschiedenen Überträgern werden sie nunmehr wieder mit den Wasserstoffionen vereinigt und als hochenergetischer Reduktionswasserstoff an Co-Enzyme gebunden, insbesondere an das Nikotinadenindinukleotidphosphat (NADP), das dabei selbst reduziert wird.

Die Elektronen des gebundenen Wasserstoffs sind jetzt so richtig arbeitsfähig. Ihr Potential liegt bei -320 mV. Dieser niedrige Wert spricht für eine hohe energetische Qualität. Für eine hohe Arbeits- bzw. Reduktionsbereitschaft.

Also nehmen sich die Elektronen des Wasserstoffs das Kohlendioxid der Luft vor und reduzieren es nach besten Kräften. Der positive Effekt dieser „Diät": Es entstehen primär Kohlenhydrate – z.B. Glukose oder Fruktose – sowie im weiteren Aufbaustoffwechsel all jene organischen Moleküle des Pflanzenkörpers, die uns als Lebensmittel dienen.

Zusammenfassend lässt sich feststellen:
Mit Hilfe des Chlorophylls können Pflanzen Lichtenergie fixieren. Sie geben sie an Elektronen des Wasserstoffs weiter. Dadurch bauen sie Produkte mit hoher Elektronenenergie, d. h. immens großer „Arbeitskraft" auf.

Der heterotrophe Organismus braucht genau diese hochgeordneten, arbeitsfreudigen – reduktionsfähigen – Substanzen. Denn die Energie der Elektronen des enzymatisch fixierten Wasserstoffs wird dringend für die Herstellung neuer Stoffe benötigt. Es wird zusammengeführt (Synthese), was der Organismus zum Leben braucht. Und abgegeben, was schadlos freigesetzt werden kann. So steht die aus dem Licht der Sonne stammende Energie den heterotrophen Organismen als Folge von vielen komplizierten Vorgängen für all ihre Lebensprozesse zur Verfügung. Auch dem Menschen.

9 Vital durch Vitalstoffe

Solange sich ein Organismus stofflich-energetisch im Gleichgewicht halten kann, solange bleibt er auch gesund. Ist dies nicht der Fall, entsteht „Unordnung", die letztlich zur Krankheit führt. Dies löst eine Kettenreaktion aus: erhöhter Elektronenenergie-Bedarf → beschleunigter Stoffumsatz → schnellere Freisetzung freier Radikale → Übermaß an freien Radikalen → verstärkte Oxidation.

Das Übermaß an freien Radikalen führt zu einer unzureichenden Entgiftung im Organismus. Das kann Folgen haben:
Die aus Tausenden von Molekülen aufgebauten Strukturen lebender Zellen werden durch Radikale angegriffen und durch radikalische Reaktionen zerstört. Auftretende radikalische Kettenreaktionen sind nicht-regulierte, sich weiter aufschaukelnde zyklische Fehlregulationen im Stoffwechsel. Selbst in die Desoxyribonukleinsäure (DNA) im Zellkern bzw. in den Mitochondrien können sich Fehler einschleichen. Durch solche Mutationen eingetretene Fehler vervielfachen sich und bilden immer mehr funktionuntüchtige bzw. funktionsgeschädigte Enzymproteine und andere Makromoleküle.

Laufen all diese Prozesse langsam ab, so ist dies ein natürlicher Prozess: Der Organismus altert. In dem Maße, wie der Organismus mit oxidativen Schädigungen umgehen oder sie reparieren kann, ist er gesund. Kann der Organismus, biochemisch ausgedrückt, seine molekulare energetische Ordnung nicht wiederherstellen, ist oder wird er krank.

Die Zufuhr hochwertiger Lebensmittel ist also notwendig, um Gesundheit zu erhalten bzw. wieder herzustellen. Dies gilt besonders für gefährdete Personenkreise (Tab. 2).

1. **Personen mit extremer Lebensweise**
   - Extrem-Sportler (Spitzen-, Freizeitsport)
   - Schönheitsfanatiker (strenge Diäten, Abmagerungskuren)
   - Führungspersonal (Managerkrankheit, Workaholicer)
2. **Personen unter Dauerstress**
   - beruflich, sozial, familiär
3. **Senioren**
4. **Schwangere und stillende Mütter**
5. **Frauen, die die „Pille" einnehmen**
6. **Vielflieger und Flugbegleitpersonal**
7. **Personen mit besonderen Belastungen durch**
   - Intensiv-Gebrauch von Parfüms, Kosmetika, Haarfärbemitteln
   - Benutzung von Sprays, Desinfektions- u. Reinigungsmitteln
   - Rückstände von Geschirr-Reinigungsmitteln in der Nahrung
   - Metallkontakte auf der Haut (billiger Modeschmuck)
   - Erstbenutzung von ungewaschenen Kleidern
   - Ledermöbelbenutzung (neu) bzw. -herstellung
   - Umgang mit Klebern, Leimen, Lacken, Farben
   - Feinstaubbelastung in geschlossenen Räumen
   - Computerarbeiten, Radioaktivität, Kopiereremissionen, Röntgeneinrichtungen, Funktelefone
   - Lärm, Vibration, elektromagnetische Strahlen
   - UV-, Licht- und Hitzebelastungen (Sonnenbaden) sowie
   - Raucher (aktiv und passiv), Drogenkonsumenten
   - Holzschutzmittelgeschädigte
8. **Personen mit chronisch unausgewogener Ernährung durch**
   - häufiges Braten, Grillen, Rösten
   - übermäßigen Alkoholkonsum
   - extremen Vegetarismus
   - häufigen Gebrauch von Schmerz-, Schlaf-, Beruhigungsmitteln oder Antibiotika sowie
   - Pommes-Frites-Fans
   - Kiosk- und Kantinenesser
9. **Personen mit einem/mehreren der folgenden Symptome**
   - chronische Müdigkeit, allgemeine Lustlosigkeit, Impotenz
   - allergische Reaktionen, Schuppenflechte
   - Fingernagel-, Haut- oder Haarprobleme
   - häufige Erkältungskrankheiten, Allergien

Tab. 2: Besonders gefährdete Personenkreise

Quelle: nach Ohlenschläger

B Messung und Messergebnisse

1 Messung
1.1 Ergänzungsbedürftigkeit der Chemoanalyse

Eine ausschließlich chemoanalytisch orientierte Beurteilung von Lebensmitteln wird heutigen Ansprüchen nicht mehr gerecht. Vielmehr geht es um eine ganzheitliche Sicht und um die Darstellung des Zusammenhangs zwischen Ernährung und Gesundheit. Zwar scheint dem menschlichen Körper als einem hochkomplexen System chemischer Abläufe die Qualitätsbeurteilung durch die Chemoanalyse zu entsprechen. Doch dem „elektrischen System" des Organismus wird sie nicht mehr gerecht.

Genauso wie heute die Mediziner durch eine Reihe von alternativen Therapieformen zu einer erweiterten Betrachtung von Zusammenhängen herausgefordert werden, so wird auch den Ernährungswissenschaftlern Offenheit für neue Betrachtungsweisen abverlangt.

Unbestritten sind die großen wissenschaftlichen Erfolge und Erkenntnisse der Chemoanalyse in Bezug auf Lebensmittel. Deshalb kann es sich bei neuen Erkenntnissen immer nur um eine wissenschaftliche Ergänzung und Erweiterung der traditionellen Ernährungslehre handeln, wenn hier beispielsweise elektrochemische Aspekte diskutiert werden.

Die Chemoanalyse ist in der Beurteilung von Lebensmittelqualitäten und in der Ernährungslehre ergänzungsbedürftig. Sie ist aber auch ergänzungsfähig, wie die kritische Beurteilung ihrer gegenwärtigen Situation zeigt.

Neuorientierung benötigt die Chemoanalyse beispielsweise hinsichtlich ihres normativen Anspruchs. Danach werden von ihr ganz bestimmte tägliche Mengen an Kohlenhydraten, Fetten, Eiweißen etc. als verbindlich für eine gesunde

Ernährung vorgeschrieben. Unter weltweiten Bedingungen lässt sich eine (deutsche) Ernährungsnorm nicht aufrechterhalten. Gibt es doch viele Beispiele in der Welt, wo Menschen sich jahrelang einseitig ernähren und trotzdem nicht lebensgefährlich erkranken. Das betrifft die Unterschiede z. B. hinsichtlich des Fett- und Gemüseverzehrs von Eskimos, der Massai, Bantu, Beduinen oder von Kriegsgefangenen.

Während die herkömmliche Lebensmittelchemie ausschließlich den stofflichen Aspekt eines Lebensmittels betrachtet, gibt es bei der ordnungsstrukturell orientierten Elektrochemie weitere Ansätze. Hier findet die Untersuchung elektrischer bzw. elektronenenergetischer sowie thermodynamischer Aspekte stärkere Berücksichtigung. Demnach kann nur die Kombination aus chemischer und elektrochemisch/thermodynamischer Betrachtung zu diesem neuen Denkansatz führen:

Stoff + Struktur = Funktion eines Lebensmittels.

So wird das Ganze, das aus Stoff u n d Struktur bestehende „Gebäude Lebensmittel", mit einem Bauwerk vergleichbar: Auch ein Haus wird nicht durch die Menge der eingesetzten Baustoffe zu einem bewohnbaren Objekt. Sondern durch die Baustoffe, die strukturierende und ordnende Tätigkeit des Architekten, durch die Arbeit der Bauhandwerker und letztlich durch die Hausbewohner selbst.

Eine erweiterte objektive Qualitätsbeurteilung mahnte schon der Lebensmittelchemiker Joseph SCHORMÜLLER 1974 in seinem Standard-Lehrbuch „Lebensmittelchemie" an (vgl. auch: S. 25f.).

1.2 Messvorgang
1.2.1 Methode

Weil Leben nicht sein Gegenteil – das Leblose – meint, liegt diese Schlussfolgerung nahe: Für die Bestimmung von Lebensmittelqualitäten sind Messmethoden erforderlich, die „lebende" Proben untersuchen können. Die Elektrochemie erlaubt eine Messung der wichtigsten Parameter pH-Wert, Leitfähigkeit und Redoxpotential an flüssigen oder verflüssigten Lebensmittelproben. Im Gegensatz dazu muss die Chemoanalyse die Proben erst aufschließen, um deren einzelne Bestandteile bestimmen zu können. Abb. 6 zeigt eine Messanordnung der Fa. EQC, Weidenbach. Sie wurde speziell für schwach beschwerte Lebensmittelproben entwickelt und im Rahmen eines Bundesforschungsprogramms auch validiert.

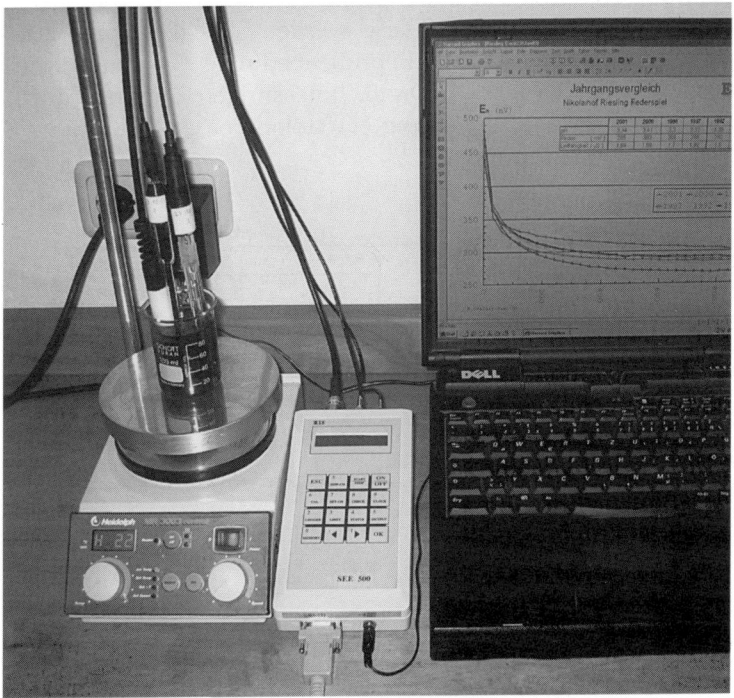

Abb. 6: Spezialmessanordnung zur Vermessung von Lebensmittelproben
Quelle: EQC

Elektrochemische Messungen sind nur im wässrigen Milieu möglich. So müssen alle Messgüter, sofern sie nicht schon flüssig sind, als Eluat aufbereitet werden. Die Spezial-Elektroden und der integrierte Thermofühler befinden sich in einem Messbecher. Dieser steht auf einem Magnetrührer. Die Messflüssigkeit wird mit geringer Drehzahl permanent bewegt, damit an den Elektroden keine „Elektronenverarmung" stattfinden kann. Die Kalibrierung und Elektrodenreinigung findet nach einer firmeninternen Standardmethode statt. Diese ist speziell auf Lebensmittelmessungen abgestimmt. Ein Datenlogger speichert die Messdaten nach einem frei wählbaren Zeitintervall zwischen fünf Sekunden und 24 Stunden.

Der aktuelle Messdatenverlauf kann auf einen angeschlossenen PC übertragen und zur laufenden Kontrolle eingesehen werden. Ein spezielles Software-Programm berechnet die temperaturkorrigierten und auf die Wasserstoff-Elektrode (E_H) bezogenen Redox-Werte. Diese werden statistisch und grafisch ausgewertet. Um evtl. probenbedingte Schwankungen auszugleichen, werden Dreifachmessungen durchgeführt. Dabei darf die Einzelmessung eine tolerierbare Streuung von 5 mV nicht überschreiten.

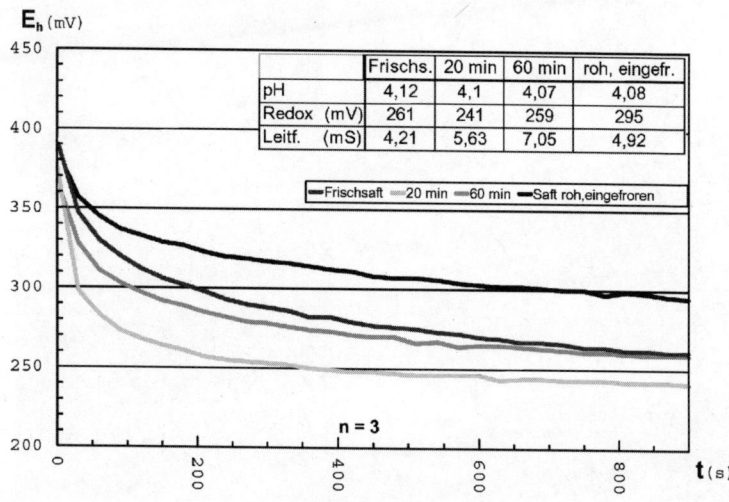

Abb. 7: Darstellung von Fließgleichgewichten

Quelle: EQC

Es entsteht in einer grafischen Dokumentation eine Kurve, die waagerecht ausläuft. Dieser Abschnitt wird als so genanntes Fließgleichgewicht bezeichnet (Abb. 7). In diesem halten sich die reduktiven und oxidativen Vorgänge im Gleichgewicht. Diese Spannungsgröße ist der entscheidende Wert für die Qualifizierung eines Lebensmittels.

Bei der Beurteilung derartiger Angaben ist immer zu bedenken, dass der jeweils niedrigere mV-Zahlenwert das bessere Produkt repräsentiert. Ferner ist zu berücksichtigen, dass theoretisch 18 mV Differenz jeweils eine Verdopplung des Elektronenenergieangebots bedeutet.

1.2.2 Elektrochemische Parameter

1.2.2.1 pH-Wert

Der pH-Wert ist ein elektrochemischer Parameter und eine Maßzahl für die in Lösungen enthaltene Konzentration an Wasserstoffionen. Er bestimmt den Ablauf vieler chemischer und biochemischer Vorgänge entscheidend mit.

Beim Menschen lässt beispielsweise der pH-Wert, gemessen im Urin, Rückschlüsse auf Gesundheit bzw. Krankheit zu. Beim Boden beschreibt er wesentliche Eigenschaften, die das Pflanzenwachstum beeinflussen.

Beides legt nahe: Der Reaktionsablauf im menschlichen Organismus hängt ebenfalls vom pH-Wert ab.

Der pH-Wert von intra- und extrazellulären Flüssigkeiten in einem Organismus ist aus zwei Gründen für alle Lebensvorgänge von essentieller Bedeutung:

- er beeinflusst die Gleichgewichtslage der Stoffwechselprozesse (thermodynamischer Grund) und
- er entscheidet über die Geschwindigkeit einer Reaktion (kinetischer Grund).

Der erste Einfluss resultiert einfach aus der Abhängigkeit des Redoxpotentials vom pH-Wert, die bei biologischen Reaktionen im Allgemeinen gegeben ist.

Der zeitliche Verlauf von Stoffwechselvorgängen, d.h. ihre Geschwindigkeit, wird deshalb vom pH-Wert beeinflusst, weil diese Reaktionen immer katalytische Prozesse sind. Sie laufen nur dann mit hinreichender Geschwindigkeit ab, wenn der

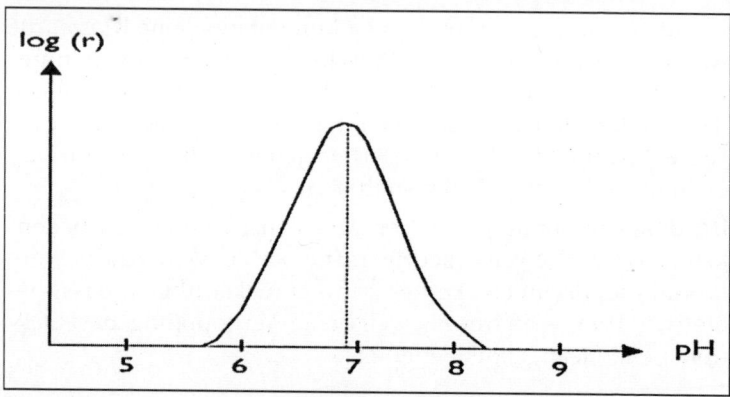

Abb. 8: *Abhängigkeit der katalytischen Enzym-Aktivität vom pH-Wert.*

Quelle: n. Lehninger et al.

passende Katalysator vorhanden ist. Dabei sind die Katalysatoren der Stoffwechselprozesse jeweils ganz spezielle Enzyme. Weil Enzyme nur in bestimmten pH-Bereichen wirksam sind, ergibt sich als Konsequenz: Die von Enzymen angefeuerten Stoffwechselvorgänge können nur ablaufen, wenn das Reaktionsmilieu einen adäquaten pH-Wert aufweist (Abb. 8).

Der pH-Wert in verschiedenen Organen oder im Blut wird jeweils auf dem Niveau gehalten, auf dem Enzyme ihr Aktivitätsmaximum haben. Das Aktivitätsmaximum vieler Enzyme liegt bei pH=7. Es gibt jedoch wohl begründete Ausnahmen. So liegt das Wirkungsmaximum des Verdauungsenzyms Pepsin beispielsweise bei pH=2, weil dies der pH-Wert des Raumes ist, in dem das Enzym wirkt: das Mageninnere.

Der jeweils optimale pH-Wert in den Reaktionsräumen eines Organismus wird durch Puffersysteme auf einem konstanten Niveau gehalten.

Puffersysteme sind Mischungen schwacher Säuren und ihrer konjugierten Basen, also von Verbindungen, die Wasserstoffionen abgeben, und solchen, die Wasserstoffionen aufnehmen können, und zwar jeweils bis zu einem bestimmten Gleichgewicht, wodurch der pH-Wert innerhalb gewisser Grenzen aufrecht erhalten wird.

Das System Kohlensäure/Hydrogenkarbonat beispielsweise ist ein wichtiger biologischer Puffer. Er erhält den pH-Wert des Blutes aufrecht.

Durch die Überproduktion von sauren oder basischen Stoffwechselprodukten kommt ein Organismus ins Ungleichgewicht – seine Pufferkapazität ist schlicht überfordert. Der pH-Wert verändert sich, was zu irreversiblen Zellschäden und sogar zum Tod führen kann.

Messungen des pH-Wertes von Körpersäften können helfen, Krankheiten rechtzeitig zu erkennen. Das elektrochemische Merkmal pH-Wert kann krankhafte Veränderungen in Organsystemen nachweisen. Das gilt nicht nur für den menschlichen Organismus, sondern für alle lebenden Systeme. Also auch für die tierischen und pflanzlichen Lebensmittel. Bei den meisten Lebensmitteln liegt der pH-Wert im mittleren Bereich: um pH=7, wenn man von Weinen und einigen Säften absieht.

Bei der Messung des pH-Wertes handelt es sich wie bei der des Redoxpotentials um die Messung der Zellspannung einer Galvanischen Zelle. Allerdings benötigt man für diese Messzelle eine andere Messelektrode als für die Messung des Redoxpotentials. Man kann jedoch für die Messung beider Parameter das gleiche Potentialmessgerät verwenden.

1.2.2.2 Elektrische Leitfähigkeit/Widerstand

Ein weiteres elektrochemisches Merkmal, das sich für die Qualitätsdifferenzierung von Lebensmitteln als wichtig erwiesen hat, ist die elektrische Leitfähigkeit bzw. der spezifische Widerstand. Je größer die Leitfähigkeit bzw. je kleiner der spezifische Widerstand ist, umso besser leitet eine Probe elektrischen Strom. Eine Messprobe zeigt dann elektrische Leitfähigkeit, wenn sie bewegliche Ladungsträger enthält. In wässriger Lösung – mithin in allen lebenden Systemen – kommen hierfür nur die Ionen in Frage. Denn frei im elektrischen Feld bewegliche Elektronen gibt es zwar in Festkörpern, im Allgemeinen aber nicht in Flüssigkeiten.

Besondere Bedeutung hat bei all dem das Wasserstoffion. Zahlreiche andere Ionen sind ebenfalls wesentlich, darunter Hydrogenkarbonat und Phosphationen als Bestandteile von Puffersystemen. Ferner ist Phosphat ein Reaktant bei der Adenosintriphosphat(ATP)-Hydrolyse. Diese wiederum ist maßgeblich beteiligt an der Gewinnung freier Enthalpie für den Organismus. Und schließlich sind auch Natrium- und Kaliumionen bemerkenswert.

Kurzum: Ionen sind in lebenden Systemen nicht zufällig vorhanden. Sondern sie stehen mit dem „Aufsaugen" von Ordnung aus der Umgebung in Zusammenhang, einer für alles Lebendige ganz typischen Eigenschaft.

Leitfähigkeitsmessungen können auf zwei verschiedene Arten erfolgen:

- innerhalb einer Zelle (intrazellulär) und
- außerhalb einer Zelle (extrazellulär).

Die Bewertung des Messergebnisses hängt von der Art der Messung ab. In Proben, die frei von Zellenbestandteilen sind, charakterisieren die besseren Leitfähigkeiten den größeren Ionenreichtum und damit die bessere Qualität. Das trifft für die klaren Obstsäfte, Weine, Essig etc. zu.

In Zellaufschlämmungen (trübe Obstsäfte) können Zellen wie Isolatoren wirken und deshalb auch eine schlechtere Qualität vortäuschen.

Hinsichtlich der Durchführung von Leitfähigkeitsmessungen ist zu sagen, dass es sich dabei – anders als bei Redoxpotential- und pH-Messungen – nicht um die Messung einer Zellspannung, sondern um die Messung eines elektrischen Widerstandes handelt. Aus elektrochemischen Gründen muss man jedoch mit hochfrequentem Wechselstrom arbeiten, sodass man den Wechselstromwiderstand, die so genannte Impedanz erhält. Aus ihr kann man aber die Leitfähigkeit für Gleichstrom berechnen. Die Leitfähigkeit wird in Milli-Siemens/cm (mS/cm) angegeben.

(Vgl. zu den Abschnitten 1.2.2.1 und 1.2.2.2 auch: Wissenschaftlicher Exkurs).

1.2.2.3 Redoxpotential/rH-Wert

Die größte Bedeutung für Aussagen über den Wert von Lebensmitteln aber hat das Redoxpotential. Schon 1968 schreibt Werner KOLLATH in seinem Buch „Regulatoren des Lebens – Vom Wesen der Redox-Systeme": „Nahrung, die ihre

Reduktionsfähigkeit verloren hat, ist tot." Elektrochemisch ausgedrückt, heißt das: Nahrung, die ihre Fähigkeit verloren hat, Elektronen(-energie) an den Organismus des Verbrauchers abzugeben, ist für ihn wertlos.

Das Elektronenpotential in Lebensmitteln qualitativ zu bestimmen, ist über die Redoxmessung möglich. Weil der Nullpunkt für die Redoxmessung auf das Potential an der Wasserstoffelektrode festgelegt ist, bedeutet dies, dass niedrigere mV-Messwerte für ein höheres Elektronenpotential stehen. Daraus folgt: Niedrige Werte sind positive Aussagen in Bezug auf die Qualität von Lebensmitteln.

Die Lage dieses Messwerts gilt als Kriterium für die reduzierende bzw. oxidierende Wirkung einer jeden Messprobe. Sie trifft aber keine Aussage darüber, welches spezielle Redoxsystem für die elektrochemischen Redox-Reaktionen verantwortlich ist. Obwohl in biologischen Proben nicht nur ein einziges Redoxsystem, sondern eine Vielfalt von ihnen vorliegt, wird nur ein einziges gemessen. Das ist jenes, das von allen Redoxsystemen beeinflusst wird. Deshalb trägt es die Bezeichnung „Mischpotential".

Verschiedentlich wird für Redox-Angaben auch heute noch ein veralteter Begriff verwendet, die dimensionslose Größe rH-Wert. Eine Umrechnung in E_H (mV-Werte) ist möglich, wenn der pH-Wert bekannt ist.

Unabhängig davon, ob das Redoxpotential in rH- oder E_H-Werten angegeben wird, es liegt das gleiche Messprinzip zugrunde (vgl. S. 79f.):

In einer flüssigen Probe wird mit einer Elektrode gemessen. Wegen der geringen Beschwerung von Lebensmittelproben arbeiten moderne Geräte mit Platin-Elektroden. Weil die Messung von Lebensmittelproben besondere Erfahrung erfordert, empfiehlt sich eine laufende Datendokumentation, um Fehlereinflüsse schnell zu erkennen und das „Fließgleichgewicht" sicher zu ermitteln (vgl. Abb. 7). Da sich das „Fließgleichgewicht" unterschiedlich rasch einstellt, ist eine grafische Dokumentation des „Elektrodeneinlaufs" unverzichtbar.

Mit der Feststellung des so genannten Fließgleichgewichts bei der Redoxmessung bestimmt man jedoch nur einen Teil der messbaren Eigenschaften, die Höhe des „Elektronendrucks" bzw. „Elektronensogs". Dafür ein Vergleich:

Bei einem Wasserkraftwerk ist die Leistung zunächst einmal vom Niveauunterschied (Potentialdifferenz) zwischen dem Speichersee und dem Kraftwerk abhängig. Je größer dieser Unterschied ist, desto höher ist auch die Kraft, die auf die Turbinen wirkt. Diese „elektromotorische Kraft" wird durch die mV-Angabe bestimmt.

Für ein Elektrizitätswerk ist aber nicht nur der Niveauunterschied wichtig, sondern auch der verfügbare Wasservorrat (das Elektronenangebot) im Speichersee.

Bei Lebensmitteln wird die nutzbare Elektronenmenge durch die Titration der Probe mit einem Oxidans bestimmt. Wie entscheidend das Elektronen-Nachlieferungsvermögen einer Lebensmittelprobe ist, konnte in einer ersten klinischen Machbarkeitsstudie nachgewiesen werden: Zwei im Redoxpotential stark differenzierte Kirschsäfte, die täglich alternierend Probanden, welche nüchtern waren, verabreicht wurden, hatten entweder nur eine ½-stündige oder eine über 3-stündige antioxidative Wirkung im Blut.

1.2.2.4 P-Wert

Aus elektrochemischer Sicht lässt sich aus dem Redoxpotential, der Leitfähigkeit und dem pH-Wert eine integrierende elektrische Leistungsgröße, der P-Wert ableiten. Er ist in Mikrowatt (μW) dimensioniert. Er ist eine wertvolle produktionstechnische Orientierungsgröße, ein Qualitätsindex, insbesondere zur Prozesskontrolle. Da der P-Wert stark mit dem Redoxwert korreliert, kann er vielfach auch zur Charakterisierung von Lebensmittelqualitäten innerhalb von bestimmten Produktgruppen verwendet werden.

Obwohl der pH-Wert in der Definitionsgleichung selbst nicht vorkommt, ist er implizit enthalten. Denn das Redoxpotential selbst ist pH-bestimmt. Die experimentellen Resultate bei den üblichen Lebensmittelproben mit Zellkompartimenten zeigen, dass der P-Wert – ähnlich wie der Redoxwert – tendenziell umso niedriger liegt, je höher die Qualität der Messprobe ist.

Eine ganz ähnliche Abstufung der Redoxwerte ist der Untersuchung von Winterweizen (Aufwuchs Osterseon, Ernte 1993, Tab. 3) zu entnehmen. Auch hier ist das Redoxpotential umso positiver je unnatürlicher die Anbaumethode ist.

	1	2	3
N-Düngung	a	b	b
Wachstumsregulator	nein	ja	ja
Fungizide	nein	nein	ja*)
P/μ W	104,8	118,0	136,9
E_H/mV	316,2	334,8	346,8
pH	6,58	6,62	6,52
rH	23,85	24,56	24,76
$\rho/\Omega*cm$	954	950	878

Tab. 3: Elektrochemische Parameter der Winterweizen-Sorte „Contra", Ernte 1993, Standort Seon

Quelle: Landessortenversuch der Bayer. Landesanstalt

N-Düngung: a = ortsübliche, jedoch reduzierte N-Düngung mit 30–50 kg N/ha
 b = ortsübliche gesteigerte N-Düngung
*) gezielt gegen Fuß-, Blatt- und Ährenkrankheiten eingesetzt

1.3 Physiogramm

Zwischenzeitlich werden zahlreiche elektrochemische Messungen an verschiedenen Proben in eindeutigem Zusammenhang mit dem Lebensumfeld des Proben-Spenders gesehen. Daraus ergibt sich die Frage, ob derartige Messungen – ähnlich wie bei der Chemoanalyse – als ein elektrochemischer „Fingerabdruck" interpretiert werden können, der eine Probe eindeutig charakterisiert.

Untersuchungen können dieses verdeutlichen. Im Rahmen einer Dissertation an der Universität Würzburg wurde beispielsweise anhand von Blutwerten ermittelt, dass das Redoxpotential umso positiver ist, je weniger „gesund" der Organismus ist (Abb. 9).

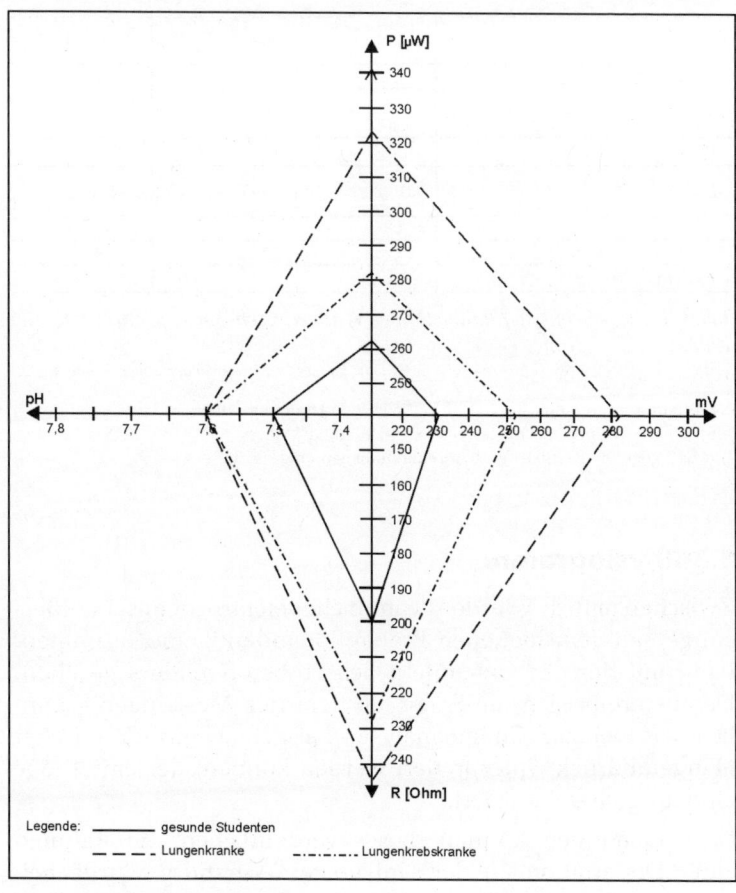

Abb. 9: Physiogrammdarstellung

Quelle: n. Schimöller

2 Ergebnisse
2.1 Wasser als Lebens-Mittel

Wasser ist unser wichtigstes Lebensmittel und die Produktionsgrundlage für die gesamte Lebensmittelerzeugung. Viele Lebensmittel bestehen zu einem großen Teil aus Wasser. Deshalb muss das Wasser als Lebens-Mittel im Rahmen dieses Buches auch diskutiert werden, selbst wenn davon ausgegangen wird, dass im reinen Wasser keine „echten" Redoxpotentiale vorliegen.

Doch ist es unstrittig, dass elektrische Potentiale gemessen werden können. Und immer wieder auch werden große Heilerfolge auf das Trinken von Wässern mit vergleichsweise niedrigeren Potentialen zurückgeführt. Hier sei nur auf die Berichte über das Wasser aus einem Schieferstollen in Nordenau oder aus Quellen in Japan, Mexiko und Indien hingewiesen.

Im Gegensatz zu diesen natürlichen Wässern stehen so genannte aktivierte Wässer (AW), mit denen vor allem in den Ländern der früheren Sowjetunion, den GUS-Staaten, experimentiert wird. Zur Herstellung von AW elektrolysiert man Kochsalzlösungen.

Dabei entwickelt sich an der Anode Sauerstoff, an der Kathode Wasserstoff. Auf der Anodenseite reichern sich dabei gleichzeitig die Anionen, insbesondere Cl^-, auf der Kathodenseite Kationen wie Ca^{2+}, Mg^{2+}, K^+ etc. an. Durch eine mittige selektive Membran wird eine Vermischung verhindert. So kann dem Gerät auf der einen Seite (Kathodenkammer) Wasser mit pH-Werten bis ca. pH=11 und einem Potential bis ca. -800 mV und auf der anderen Seite (Anodenkammer) Wasser mit pH-Werten bis ca. pH=2 und einem Potential bis ca. +1200 mV entnommen werden.

Einige Ergebnisse werden angeführt:

- Injektionen mit AW erhöhten bei bestrahlten Mäusen die Immunantwort um das 2,5-Fache, und
- das Trinken von AW steigerte diese um mehr als das Doppelte gegenüber den Kontrollgruppen.
- Die Erythrozytenzahl im peripheren Blut wurde durch Bestrahlung um den Faktor 1,7 gesenkt, während das Trinken von AW fast eine Verdopplung verursachte und damit nahezu wieder den Ausgangszustand herstellte.
- Die Leukozyten verringerten sich im peripheren Blut durch Bestrahlung um den Faktor 10,3, während eine Injektion eine 2,5-fache und das Trinken eine 2,1-fache Erhöhung brachten.

Ähnliche Ergebnisse ergaben auch klinische Studien in Japan. Erste Versuche in Deutschland verliefen ebenfalls positiv: „Aktiviertes" Einweichwasser für Rasensamen mit sechsstündiger Einwirkungszeit bewirkte innerhalb von 18 Tagen größere Erträge durch höheren Wuchs (Tab.4). Die Untersuchung zeigt ein deutliches Optimum für die Massenbildung.

Potential (mV)	Größe (cm)	Größe %	Gewicht (g)	Gewicht %
K +250	7,5	100	2,0	100
1 -200	7,5	100	2,5	125
2 -500	8,5	113	3,5	175
3 -700	8,5	**113**	4,0	**200**
4 -750	8,5	113	3,5	175
5 -800	8,0	106	3,0	

K = Kontrolle (Leitungswasser); Einweichzeit: 6 Stunden; Temperatur 25 °C

Tab. 4: Einfluss von „aktiviertem" Wasser auf das Rasenwachstum
Quelle: Meschkow und Gitelman

Praxisversuche mit Gießwasser auf usbekischen Bauernhöfen brachten bei Versuchen mit Tomaten ebenfalls beachtliche Ergebnisse (Tab. 5) hervor. Dabei wurden 45 Tage nach dem Pikieren die Mittelwerte aus 200 Einzelpflanzenbeobachtungen gebildet. Auch hier zeigten sich erhebliche Wirkungen des „aktivierten" Gießwassers auf die Pflanzenentwicklung.

Die Werte	Leitungswasser mit Redoxpotential +268mV	Wasser mit reduziertem Redoxpotential -300 mV
Die durchschnittliche Länge	100%	127,5%
Die übererdige Masse	100%	132,2%
Die Wurzellänge	100%	114,0%
Dicke vom Stamm	100%	127,3%
Das Gewicht der Pflanze	100%	166,9%
Gesunde Tomaten	100%	135,0%
Befallende Pflanzen	100%	64,0%

Tab. 5: Wachstumsentwicklung bei Tomaten der Sorte „Glorie"
Quelle: Gitelman und Alochin

Auch in der Tierhaltung wirkt sich „aktiviertes Wasser" positiv aus. In Gruppen mit je 50 Schweinen wurde das Futter der Tiere entweder mit AW (-450mV) angefeuchtet bzw. als

Kontrolle in herkömmlicher Form verabreicht. Nach 153 Masttagen war im Vergleich zur Kontrollgruppe festzustellen, dass

- das Schlachtgewicht in der Versuchsgruppe fünf bis sieben Tage früher erreicht wurde,
- das Schlachtgewicht der Versuchsgruppe am 153. Masttag acht bis zehn Prozent höher lag,
- in der Versuchsgruppe kein Todesfall gegenüber drei Todesfällen (Kontrollgruppe) registriert wurde und
- der Fleischanteil bei den einzelnen Versuchstieren zwischen acht und 14 kg höher lag.

2.2 Pflanzliche Produktionsgrundlagen
2.2.1 Standortbedingungen

2.2.1.1 Boden

Im Boden laufen ständig zahlreiche Redox-Reaktionen ab. Redoxmessungen an Bodenproben werden deshalb geprägt durch:

- die Bodenlösung selbst sowie deren
- mikrobiologische Aktivität.

Die Werte können zwischen -300 mV bei stark reduzierten und +800 mV bei stark oxidierten Verhältnissen liegen. Atmungsprozesse aerober, also Sauerstoff verbrauchender Mikroorganismen, und Reduktionsprozesse der Anaerobier verursachen eine Verringerung der Redox-Werte bei steigenden pH-Werten.

Auch wenn das Redoxpotential von großer Bedeutung für die Verwitterung, Humusbildung und Bodenfärbung ist, so stehen hier die mikrobiologischen Betrachtungen im Vordergrund. Denn die mikrobiologische Aktivität des Bodens kann durch den Landwirt und Gärtner leichter und schneller beeinflusst werden als die übrigen Bodenmerkmale.

Zu diesem Themenbereich wurde von der Fa. EQC ein Laborstandard entwickelt, mit welchem die Bodenaktivität gemessen werden kann. Je mehr Mikroorganismen in einer untersuchten Bodenlösung sind, desto mehr Stoffwechselprodukte entstehen, die über Redoxmessungen indirekt summarisch erfasst werden können.

Die engen Beziehungen zwischen elektrochemischen Bodenparametern und Produktqualitäten zeigen die nachfolgenden Gegenüberstellungen zweier Karottenfelder in Abb. 10.

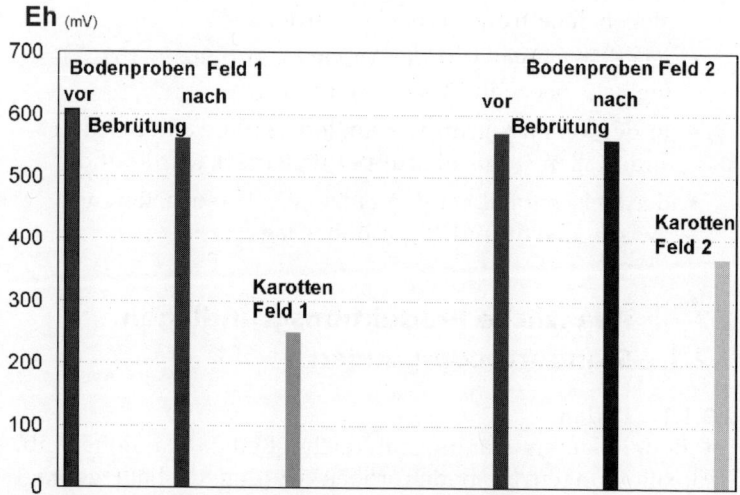

Abb. 10: Vergleich von Boden- und Pflanzenparametern

Quelle: EQC

Die besseren Karottenqualitäten zeigten sich in der Praxis auch in einer ca. vier Monate längeren Lagerfähigkeit. Es korrelieren die aktiveren Böden auch mit den qualitativ besseren Produktproben.

In diesem Zusammenhang muss auf die nachprüfbaren Wirkungen mikrobiologisch wirksamer Präparate-Anwendungen eingegangen werden. Sie gewinnen im Öko-Anbau zunehmend an Bedeutung. Stellvertretend sollen Messungen zum Einsatz Effektiver Mikroorganismen (EM) angeführt werden (Abb. 11). Dazu wurden in einer Gärtnerei Messungen an Tomaten durchgeführt, die einen deutlichen Einfluss der Mikroorganismen auf die Qualität der Tomaten auswiesen.

2.2.1.2 Lage

Welche Bedeutung das Klima für die Ausbildung optimaler Pflanzenqualitäten hat, sollen Messungen an Dinkelproben zeigen (Abb. 12). Es handelte sich um Hochzuchtsaatgut, das auf 600 m und 900 m über NN ausgebracht wurde.

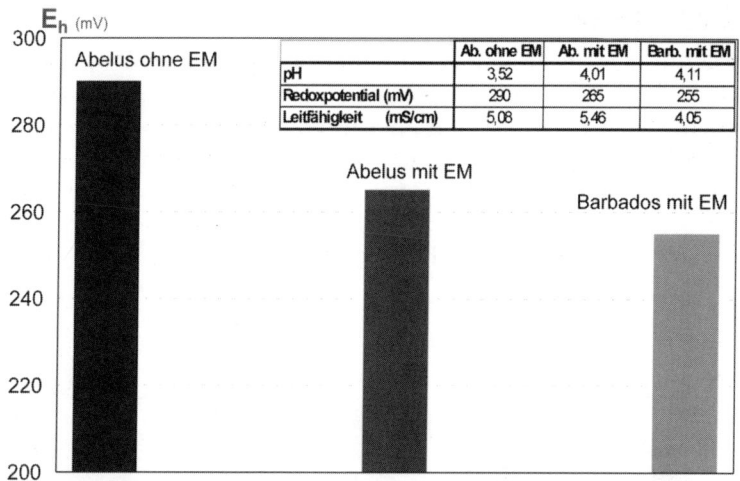

Abb. 11: Einfluss von Effektiven Mikroorganismen auf die Produktqualität von zwei Tomatensorten

Quelle: EQC

Mit den Ergebnissen wird möglicherweise die Praxiserfahrung dokumentiert, dass eine nicht artgerechte Umgebung für Pflanzen Stressbelastungen bedeutet, die eine maximale Qualitätsausbildung behindert. Für die untersuchte Dinkelsorte wäre also ein Standort mit 600 m über NN optimal, was der Züchter auch bestätigt.

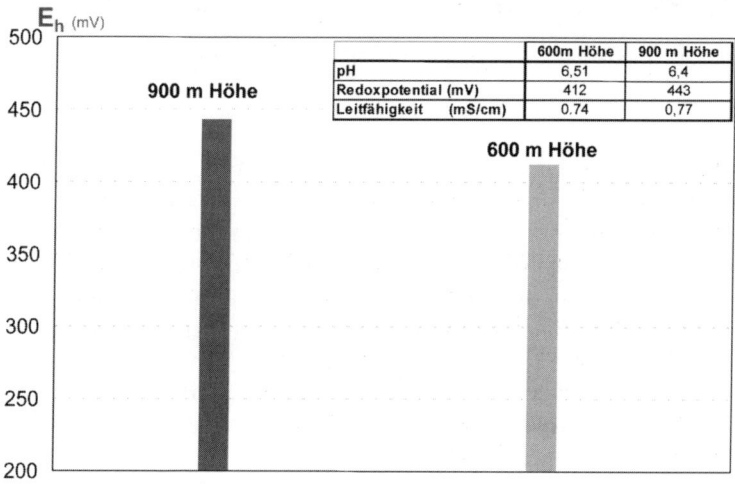

Abb. 12: Dinkelqualitäten in Abhängigkeit von der Höhenlage

Quelle: EQC

2.2.2 Sorte

Züchtungen beabsichtigen immer eine Qualitäts-Verbesserung. Inwieweit sich diese Maßnahmen auch auf die elektrochemischen Eigenschaften auswirken, soll anhand eines wissenschaftlichen Sortenversuchs zu Kartoffeln gezeigt werden (Abb. 13). Die rotschalige Sorte „Desiree" entwickelte die besten Vergleichswerte. Sie ist jedoch kein Massenträger, bedarf einer sorgfältigen Pflanzenpflege – und schmeckt sehr gut.

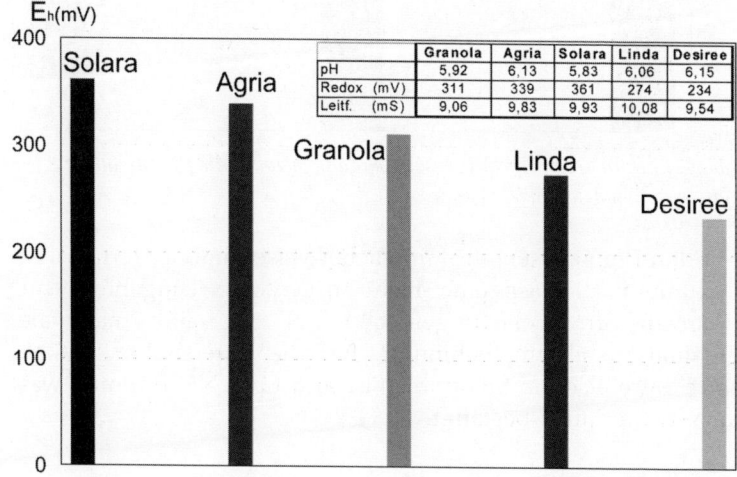

Abb. 13: Elektrochemische Differenzierung unterschiedlicher Kartoffelsorten
Quelle: EQC

Für die Praxis heißt dies: Aus ökonomischen Gründen ist eine Sortenauswahl mit hoher Ertragserwartung sinnvoll. Unter gesundheitlichen und geschmacklichen Aspekten aber sind gegenüber dem Verbraucher die ertragsärmeren Sorten und damit verbundene höhere Produktkosten zu vertreten. Sie könnten für den Landwirt einen Kostenausgleich bewirken, damit sein Interesse an hoher Qualität von Lebensmitteln unterstützt wird. Das Problem besteht darin, dass diese Zusammenhänge dem Kunden ausreichend transparent gemacht werden müssen.

2.2.3 Produktionstechnik

2.2.3.1 Bodenbearbeitung

Im Rahmen eines langjährigen Parzellenversuchs wurden verschiedene Bodenbearbeitungsgeräte in Hinblick auf ihren Einfluss auf Pflanzen verglichen. Abb. 14 zeigt die Auswirkung einiger wichtiger Geräte auf das Redoxpotential des Bodens. Die Proben wurden im Herbst auf einer Rapsstoppel gezogen.

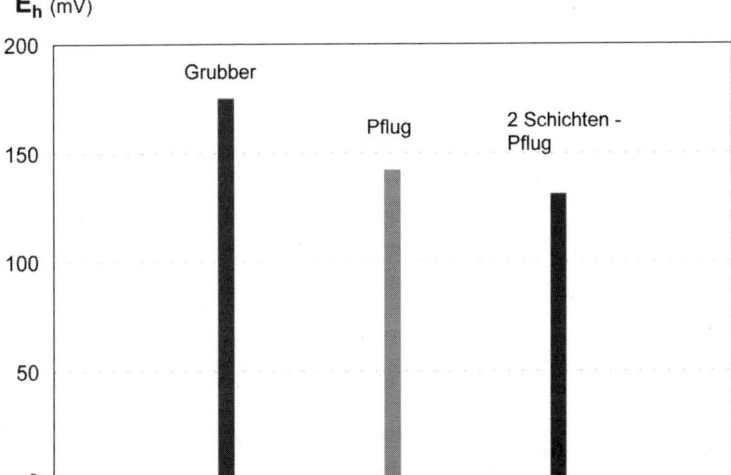

Abb. 14: Redoxwerte in Abhängigkeit vom Bodenbearbeitungsgerät

Quelle: EQC

2.2.3.2 Düngung

Zur Düngung liegen bereits umfangreiche elektrochemische Untersuchungen von Karoline JEZIK, Mohamed EL-SHERBINY, Herbert KEPPEL vom Institut für Gemüse-, Obst- und Weinbau der Universität für Bodenkultur in Wien vor. Aus diesen geht hervor, dass die verschiedenen Düngersorten sehr unterschiedliche Auswirkungen auf die elektrochemischen Produkteigenschaften haben. Für den Öko-Anbau ist dabei besonders wichtig, dass die Kompostreife den entscheidenden Einfluss auf die elektrochemische Produktqualität ausübt, was messtechnisch im Kompost sehr gut verfolgt werden kann.

Natürlich spielt nicht nur die Düngerart eine Rolle, sondern auch dessen Menge. Bei der Apfelsorte „Cox Orange" wurde der Zusammenhang zwischen dem P-Wert und der Stickstoff(N)-Menge untersucht. Diese Sorte ist ein bedeutender Massenträger, die aber infolge ihrer Neigung zur Stippigkeit und Fleischbräune oftmals größere Lagerverluste bringt. Verstärkt werden diese physiologischen Erkrankungen durch erhöhte N-Gaben. Aufgrund langjähriger Untersuchungen von Josef STREIF an der Versuchsstation Bavendorf der Universität Hohenheim werden 50 kg N/ha als Normaldüngung empfohlen. Aus Abb. 15 geht hervor, dass der niedrigste P-Wert ebenfalls diese Düngermenge signalisiert.

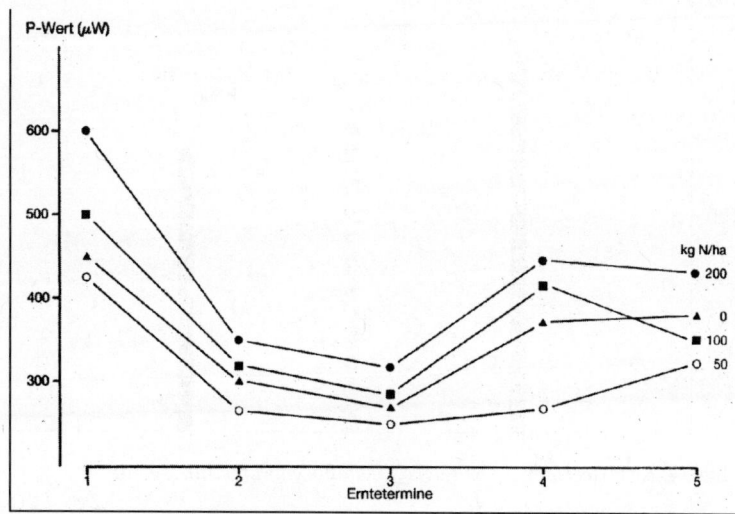

Abb. 15: *Zusammenhang zwischen Stickstoff-Düngung und P-Wert bei der Sorte „Cox Orange"*

Quelle: Streif

Gleichzeitig zeigen die Ergebnisse aber auch, dass

- weder eine unzureichende noch eine zu starke Düngung einen optimalen P-Wert liefert und
- es einen optimalen Reifezustand (Erntetermin) gibt.

Für die Öko-Betriebe ist bei der Düngung besonders auf den optimalen Reifezustand von Stallmist und Kompost zu achten. Organische Düngung allein genügt also nicht. Sondern es sind ebenso die physiologischen Auswirkungen des Düngers auf die Produktqualität zu beachten.

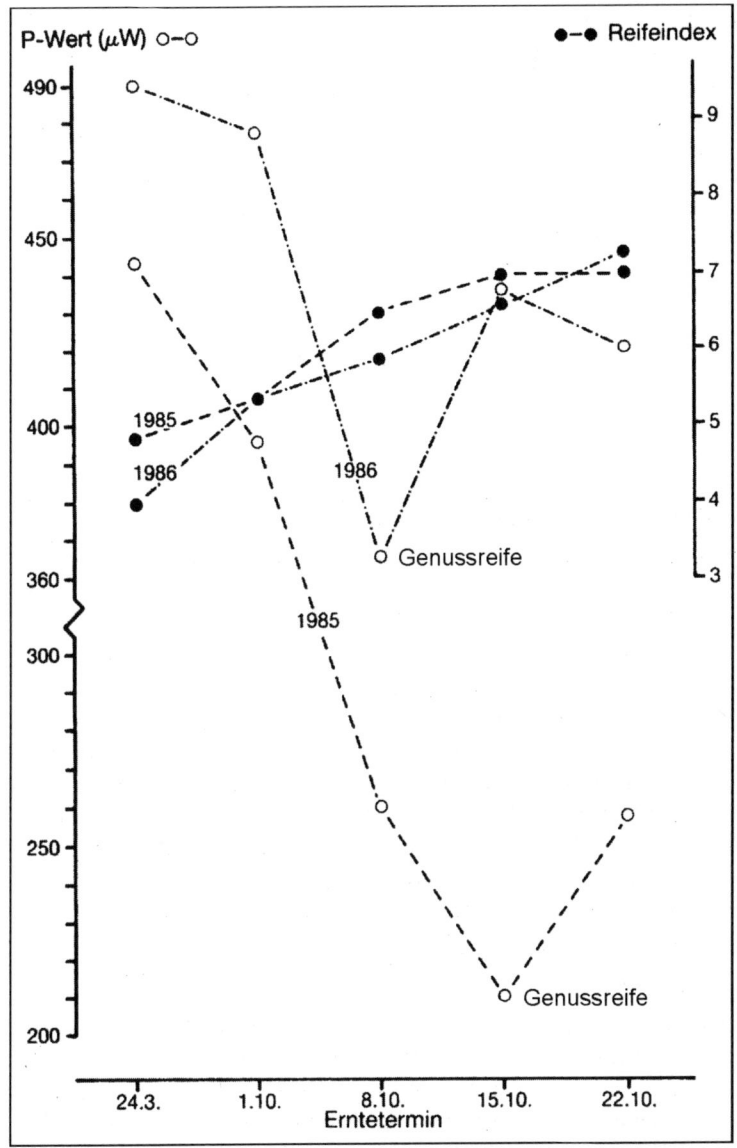

Abb. 16: Zusammenhang zwischen Witterungsverlauf und P-Wert bei der Sorte „Cox Orange"

Quelle: Streif

2.2.3.3 Pflanzenschutz

Aus elektrochemischer Sicht stellt der Pflanzenschutz ein besonders schwieriges Kapitel dar. Denn bereits jeder mechanische oder chemische Einfluss auf eine Pflanze wirkt stressauslösend und damit qualitätsmindernd. Genauso gilt dies für die natürlichen Konkurrenten der Pflanzen um Licht und Nährstoffe, wie Beipflanzen bzw. Unkräuter. All das beeinflusst die Produktqualität negativ.

Beim Einsatz von Pflanzenschutzmitteln stehen aber vor allem die Umwelt- und Rückstandsfragen im Vordergrund der Diskussion.

2.2.3.4 Ernte

Der Zusammenhang zwischen Witterung und optimalem Erntezeitpunkt lässt sich besonders gut an Äpfeln demonstrieren. Auch hier hat es umfangreiche Untersuchungen zum optimalen Erntezeitpunkt gegeben sowie klar definierte Reifeindizes. Umfangreiche Messungen zeigten, dass der jeweils niedrigste P-Wert mit der optimalen physiologischen Reife (Genussreife) bei Äpfeln korreliert (Abb. 16).

Weil die Vollreife von Obst für die Verbrauchergesundheit von entscheidender Bedeutung ist, sollen diese Ergebnisse näher interpretiert werden. Mehrjährige umfangreiche Untersuchungen an der Versuchsstation für Intensivkulturen in Bavendorf der Universität Hohenheim zeigten den Einfluss der Witterungsbedingungen auf den optimalen Erntetermin und auf die Produktqualitäten. So wirkte sich die Witterung im Jahr 1985 deutlich günstiger auf den Obstanbau aus als die im Jahr 1986. Diese Ergebnisse deckten sich mit den Praxiserfahrungen der regionalen Obstanbauer.

2.2.3.5 Lagerung

Mit wachsender Lagerdauer nimmt die Qualität bei allen Lebensmitteln ab. Das ist auch elektrochemisch zu belegen. Am Beispiel von Apfelmessungen lässt sich der Zusammenhang zwischen nachlassender Fruchtfleischfestigkeit und P-Wert-Veränderung bei unterschiedlichen Lagerbedingungen demonstrieren (Abb. 17). Ein durch Lagerung bedingter Rückgang der Festigkeit des Fruchtfleischs lässt sich unter modernen industriellen Bedingungen beeinflussen. Interessant ist dabei, dass die einfache Kühllagerung in den Untersuchungen die besten P-Werte ergab.

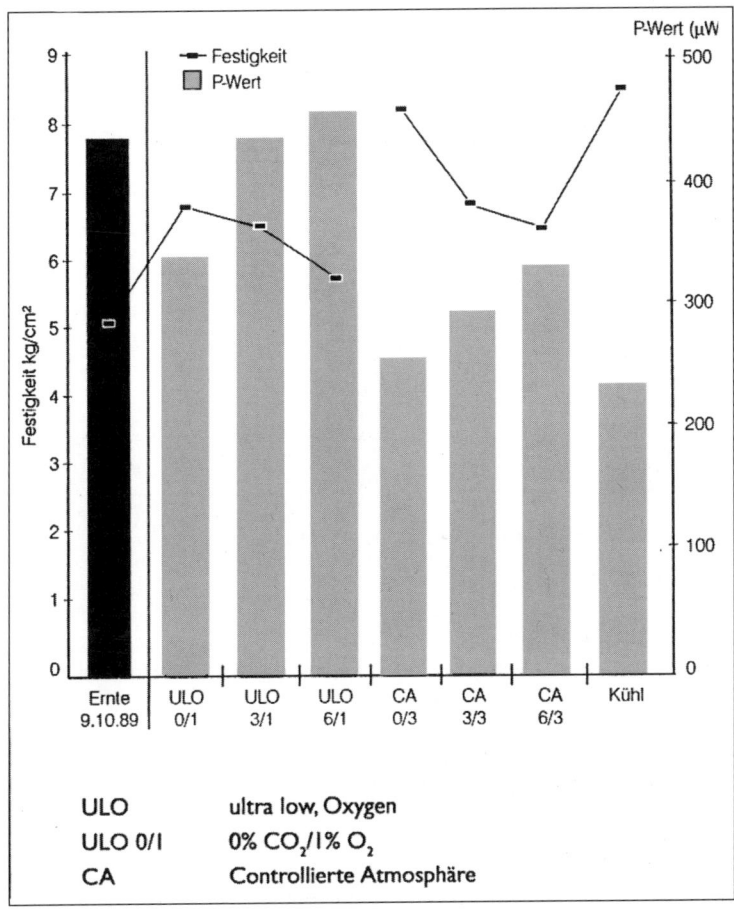

Abb. 17: Zusammenhang zwischen Fruchtfleischfestigkeit und P-Wert in Abhängigkeit von den Lagerbedingungen

Quelle: Streif

2.3 Tierische Erzeugnisse

Die Untersuchung von tierischen Produkten bereitet methodisch Schwierigkeiten. Denn es gibt kaum standardisierbare Proben. Im Rahmen dieser Dokumentation werden Messergebnisse von Lachsen vorgestellt, die unter verschiedenen Bedingungen im Rahmen des Aquafarming erzeugt wurden (Abb. 18).

Die Ergebnisse belegen einen starken Stresseinfluss, dem die Tiere in Abhängigkeit von den Haltungsbedingungen in den

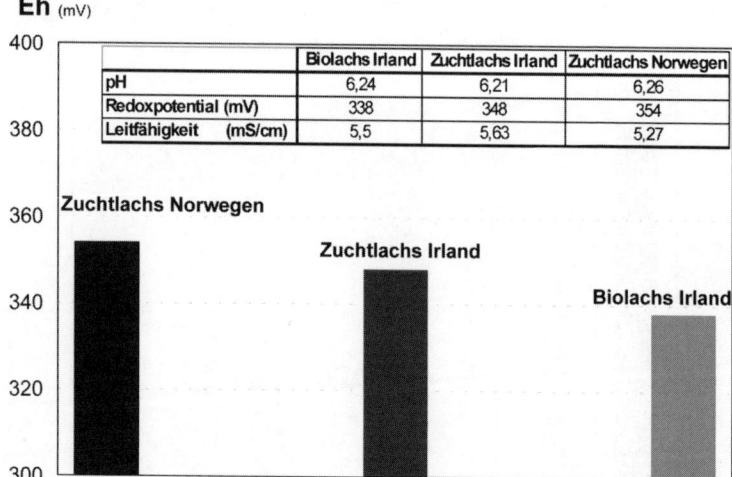

	Biolachs Irland	Zuchtlachs Irland	Zuchtlachs Norwegen
pH	6,24	6,21	6,26
Redoxpotential (mV)	338	348	354
Leitfähigkeit (mS/cm)	5,5	5,63	5,27

Abb. 18: Zuchtlachse aus unterschiedlicher Haltung

Quelle: EQC

Netzen unterliegen, sowie den Einfluss von Futter und Medikamenten aufgrund unterschiedlicher Produktionsverfahren.

2.4 Getränke und Essige

Zahlreiche elektrochemische Messungen an Weinen, Bieren und Säften zeigen große Unterschiede in der Qualität der Produkte. Sie ist u. a. abhängig von der Rohstoffqualität und dem Herstellungsverfahren. Als allgemeine Trends sind festzustellen:

Beim Wein bringen die pilzresistenten Weinsorten (PIWI-Weine) und in Stahltanks ausgebaute Partien tendenziell die besseren Werte, unabhängig von den jahreszeitlichen und örtlichen Einflüssen. Bemerkenswert ist, dass es Weißweine gibt, die in Bezug auf die Redoxwerte z. T. besser als die viel gepriesenen Rotweine abgeschnitten haben.

Beim Bier zeigt sich, dass sich sowohl die einzelnen Biersorten als auch deren Rohstoffbasen deutlich differenzieren lassen. Hier ist interessant, dass die alkoholfreien Varianten meist schlechtere Werte aufwiesen als die alkoholhaltigen Vergleichsproben.

Die Saftmessungen ergaben deutliche Unterschiede, die aus unterschiedlichen Produktionstechniken und Rohwarenqualitäten resultieren dürften. Der handelsübliche Saft von Äpfeln aus dem Streuobstanbau hebt sich, abgesehen von dem des Privatmosters, von allen untersuchten Markensäften ab (Abb. 19).

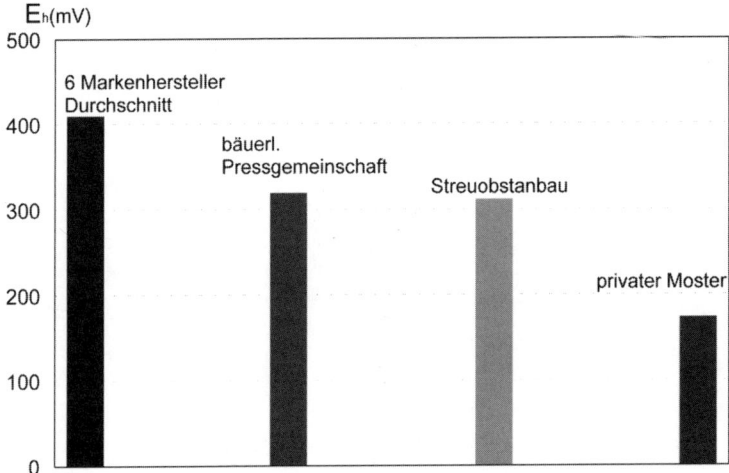

Abb. 19: Redoxwerte einzelner Apfelsäfte

Quelle: EQC

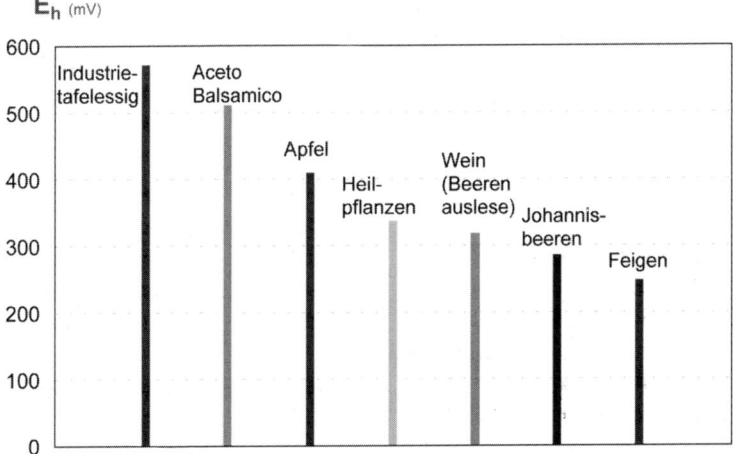

Abb. 20: Redoxpotentiale von Essigen

Quelle: EQC

Unerwartet ist ebenso die große Variationsbreite von Essigen, die z. T. elektrochemisch beachtliche Unterschiede erbringen (Abb. 20).

Auch Tees haben höchst unterschiedliche elektrochemische Parameter, wie sie Barbara MELTSCH und Rita KAPPERT ermitteln konnten (Abb. 21). Dabei bezeichnen gleiche Buchstaben statistisch zusammengehörende Gruppierungen.

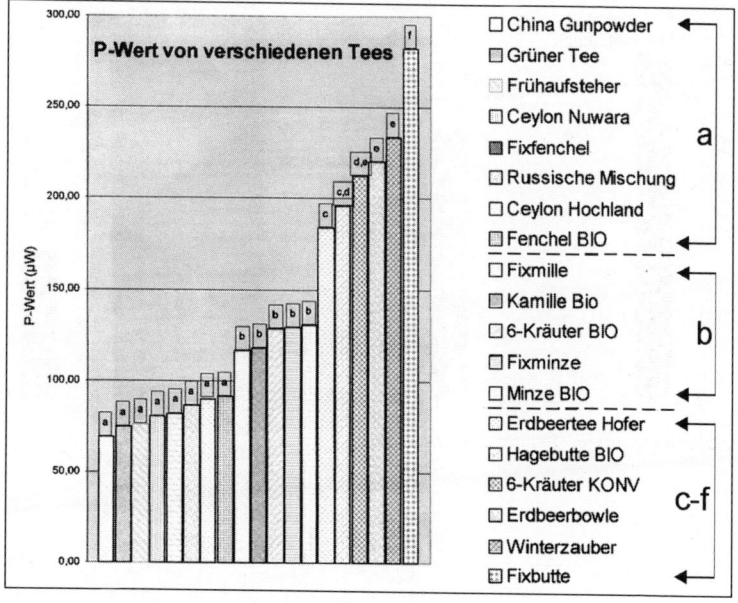

Abb. 21: P-Werte verschiedener Tees

Quelle: Meltsch u. Kappert

Dass Grüner Tee und eine Vielzahl von heimischen Tees beachtliche Mengen an sekundären Pflanzenwirkstoffen beinhalten und deshalb auch heilsam wirken, ist bekannt. Anzumerken ist allerdings, dass der P-Wert zwar einen starken Bezug zum Redoxpotential und somit zu den Antioxidantien herstellt, aber auch die elektrische Leitfähigkeit beinhaltet. Unterschiedliche Löslichkeiten der Stoffe wirken deswegen evtl. relativierend.

2.5 Küchentechnische Aufbereitung

Von besonderer Bedeutung für den Verbraucher ist es, qualitativ hochwertige Produkte einzukaufen und deren Qualität in der täglichen Küchenpraxis bestmöglich zu erhalten. Das heißt, unnütz lange Lagerung muss ebenso vermieden werden wie ungünstiges Garen.

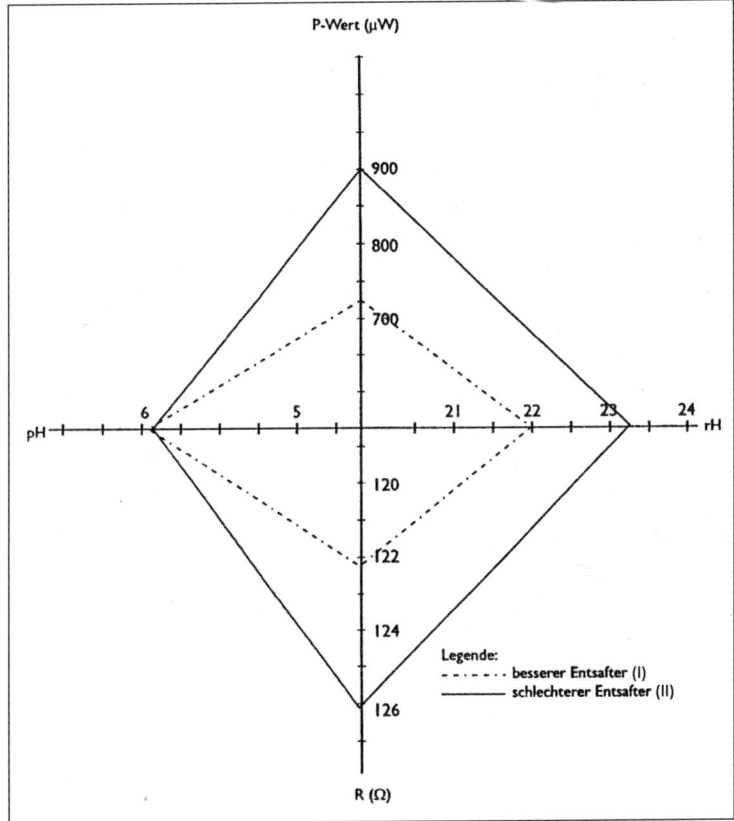

Abb. 22: *Physiogramm zweier Entsafter*

Quelle: Heilmann

Ein Beispiel für den Einfluss der Küchentechnik auf die Qualität verarbeiteter Produkte liefert nachfolgender Vergleich zweier Entsafter (Abb. 22).

Der Grund für die schlechtere Saftqualität beim Safter II lag im Bestreben des Herstellers, ein besonders leistungsfähiges und formschönes Gerät zu entwickeln, was zu einer größeren Bauhöhe, kleineren Zähnung, breiterer Reibscheibe und höherer Drehzahl führte. Dabei werden höhere Klarsaft-Ausbeuten erzielt. Ein stärkerer Sauerstoffkontakt oxidiert aber den Saft beachtlich.

Beim Entsafter I war der Klarsaftanteil zwar geringer, die Saftqualität aber deutlich besser und die Gesamtsaftausbeute (Klarsaft + Trübstoffe) darüber hinaus noch um 20% höher als beim modernen Entsafter (II). Allein das nachträgliche Anbringen eines Schlauchs am Entsafter II am Auslauf könnte die Saftqualität verbessern.

Im Regelfall ist der Genuss von rohen Erzeugnissen einem Industrieprodukt oder einer küchentechnischen Aufbereitung vorzuziehen. Dass es aber immer wieder Ausnahmen gibt, zeigen die Tomaten. Denn sogar alle erhitzten Tomatenfertigprodukte weisen günstigere Redoxwerte auf als Frischtomaten. Das ist auf den besseren Aufschluss des Lykopins nach einer Erhitzung zurückzuführen. Messungen zeigen weiter, dass Freilandtomaten den Treibhaustomaten meist überlegen sind. Es lohnt sich also, seine eigene Küchenpraxis immer wieder kritisch zu hinterfragen.

C Lebensmittel und Gesundheit

1 Grundlagen

Auch wenn Leben weitaus mehr als Chemie + Physik ist, so lässt sich doch sagen:
Nur durch die Aufnahme chemischer Verbindungen kann der Organismus Kraft und Wärme entwickeln. Unentbehrlich ist – neben der kalorisch messbaren Energie – zugleich der unablässig stattfindende Elektronentransfer von hoch aktivierten (stark reduktionsfähigen bzw. reduzierten) Ausgangsprodukten, zum Beispiel aus Lebensmitteln, zu oxidierten Endprodukten. In vielen einzelnen Stoffwechselzwischenstufen (Energiekaskaden) werden die mit der Nahrung aufgenommenen Elektronen „weitergereicht", bis sie schließlich mit dem Sauerstoff der Atmungsluft vereinigt, oder zum „Endprodukt" Wasser oxidiert werden (vgl. Abb. S. 73).

Der energieärmere (oxidierte) Reaktionspartner nimmt dabei von der energiereicheren (reduzierend wirkenden) Partnersubstanz Elektronen auf. Dabei wird er selbst reduziert, und der ursprünglich reduziertere Partner wird oxidiert. So wird Energie freigesetzt, chemisch gebunden oder aber in Form von Wärme abgeben. Je näher die Zwischenprodukte dabei dem Endprodukt Wasser kommen, umso niedriger ist der Energiegewinn.

Oder umgekehrt: Das reduktive Leistungsvermögen – die Bereitschaft der Elektronen, von einem Stoff auf einen anderen überzugehen – wächst, je weiter er z.B. vom Redoxpotential des Sauerstoff entfernt ist (vgl. Tab. 6).

Also entscheidet letztlich der Oxidationsgrad eines Lebensmittels über dessen energetische Potenz. Wie bereits mehrfach vorgestellt, sind daher gestresste, d.h. oxidiertere Produkte, elektronen-energetisch verarmt. Sie sind damit weniger gesund als artgerecht erzeugte, vollreif geerntete sowie

	E'_{H0} (mV)
OH°-Radikal	+2300
Ozon	+2000
Chlorverbindungen (z. B Pestizide)	+2000
Peroxynitrit (z. B. Autoabgase)	+1400
Normal-Sauerstoffelektrode	+ 816
Vitamin E (nur reduzierend)	+ 110
Coenzym Q 10	+ 100
Vitamin C	+ 80
Flavonoide	± 0
Vitamin B_1	- 100
Vitamin B_2	- 120
Cyctein	- 220
Glutathion	- 230
Thioctsäure	- 290
Vitamin B_3	- 340

Tab. 6: *Redoxwerte verschiedener Stoffe bezogen auf pH=7*

Quelle: n. Kuklinski

frisch bzw. nach optimaler Lagerung verzehrte Lebensmittel. Natürlich gibt es innerhalb der einzelnen Früchtegruppen eine qualitative Rangfolge, wie sie in der Übersicht für Fruchtsäfte in Tab. 7 zum Ausdruck kommt.

Saftart	Probenanzahl	Redoxpotential (E_H/mV)
Apfel	53	150–451
Rote Bete	6	211–257
Sauerkraut	4	241–274
Tomaten	7	232–290
Gemüse	5	239–273
Möhren	7	266–323
Birnen	3	195–331
Orangen	4	285–349
Trauben (rot)	2	287–352
Mango	1	220
Bio-Shii-Take	1	217

Tab. 7: *Redoxpotentiale von Frucht- und Gemüsesäften*

Quelle: EQC

Je elektronenreicher, reduzierter ein Lebensmittel ist, desto niedriger ist zwar der Messwert in Millivolt (mV). Desto größer aber ist zugleich sein reduktives Leistungsvermögen. Und umso wertvoller ist das Lebensmittel aus elektrochemischer Sicht.

Wenn nun der Grad der Reduktion bzw. der Oxidation eines Lebensmittels für dessen elektronen-energetische Qualität ausschlaggebend ist, dann gilt auch: Für die Gesunderhaltung des Organismus ist ein stabiles Gleichgewicht zwischen Reduktions- und Oxidationsgrad der unterschiedlichen miteinander reagierenden Stoffwechselzwischenprodukte notwendig. Diese Ausgewogenheit in den inneren physikochemischen Reaktionsbedingungen – dem inneren Milieu – kann mit Hilfe einer ausgewogenen Ernährung und qualitativ wertvoller Lebensmittel sichergestellt werden.

Wie entscheidend dieses stabile Milieu ist und wie intensiv der Organismus im Sinne der Arterhaltung dieses Milieu anstrebt, geht aus einem Versuch mit Bindegewebszellen hervor (Tab. 8). Die Bindegewebszellen erhielten bezüglich des pH-Wertes und Redoxpotentials unterschiedliche Nährböden. Innerhalb des Messungszeitraums versuchten sie, ihr Milieu jeweils durch energetische Manipulationen (Zelltod und Zellvermehrung) in den Optimalbereich zu verschieben.

Grundsätzlich ergibt sich nun die Frage, wie der menschliche Körper derartige Prozesse steuert. Ozon-Injektionen in das

pH-Werte			Redox-Potential (mV)		
Ausgangswerte	nach 48 Std.	Beobachtung	Ausgangswerte	nach 48 Std.	Beobachtung
6,0	6,9	Zellverfall	+160	+160	Zelltod
6,5	7,1		+200	+280	Zellverfall
7,0	7,0	Optimum	+240	+280	Zellvermehrung
8,5	7,5	Zellvermehrung	+280	+280	Optimum

Tab. 8: Milieustabilisierung bei Bindegewebszellen

Quelle: Kellner

Blut verdeutlichen mögliche Regulationen (Abb. 23) wie im oben beschriebenen Versuch mit den Bindegewebszellen.

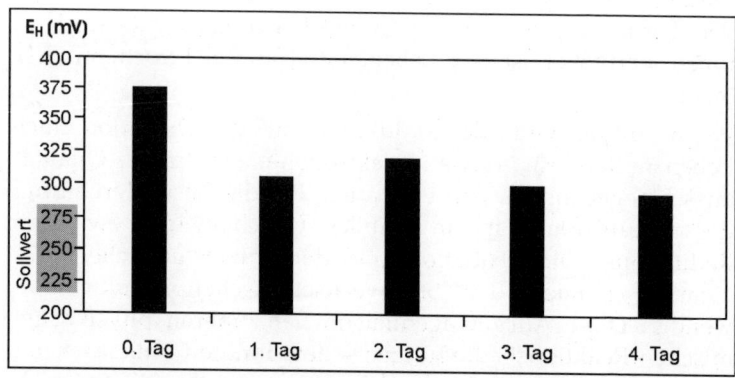

Abb. 23: Entwicklung des Redoxpotentials nach Ozoninjektionen ins Blut
Quelle: Galle

Am Beispiel eines technischen Regelkreises lassen sich die Zusammenhänge leicht darstellen (Abb. 24).

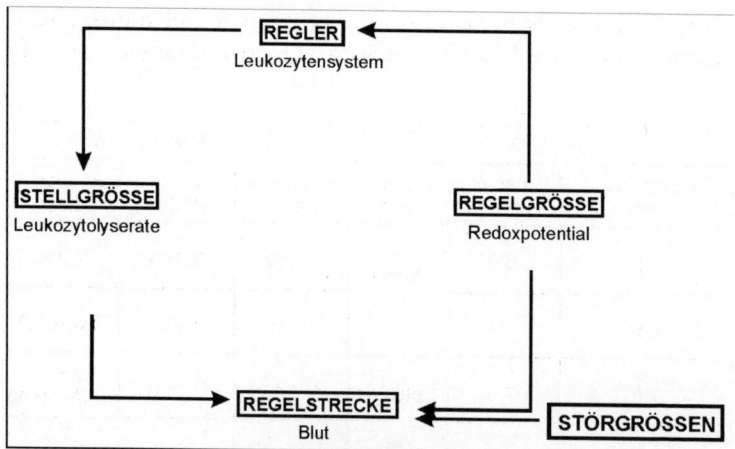

Abb. 24: Einregulierung eines oxidativen Redoxpotentials im Blut
Quelle: Galle

In diesem Modell bedeuten:
- die Regelgröße das Redoxpotential,
- der Regler (mit Messfühler und Stellglied) das Leukozytensystem,
- die Stellgröße die Leukozytolyserate,
- die Regelstrecke das Blut, mit direkten Auswirkungen auf das gesamte Bindegewebe (= Matrix),
- die Störgrößen alle Faktoren, die eine Sollwertabweichung des Redoxpotentials im Blut bewirken (z. B. Ernährung, Stoffwechsel mit Radikalbildung, Medikamente).

Durch seine Wahl bestimmt der Konsument die Qualität seiner Lebensmittel. Damit nimmt er unmittelbar Einfluss auf die in ihm vor sich gehenden energetischen Stoffwechselprozesse. So kann ein ständiger Genuss von elektrochemisch minderwertigen Lebensmitteln das innere Redox-Milieu stören oder unnötigerweise ständige und energieaufwändige Regulationsmaßnamen auslösen.

Entscheidend ist aus elektrochemischer Sicht die tägliche Aufnahme eines Mix aus möglichst vielen sekundären Pflanzenwirkstoffen bzw. aus bioaktiven Substanzen.

2 Radikalenkrankheiten

Interessant ist nun, dass die so genannten bioaktiven Substanzen oder sekundären Pflanzenwirkstoffe, die seit ca. 15 Jahren von größtem Interesse für die Ernährungswissenschaft geworden sind, die besten Garanten für den erforderlichen Elektronennachschub bei den pflanzlichen Lebensmitteln darstellen. Es handelt sich um die Farb-, Aroma- und Bitterstoffe, die in der Pflanze nur eine Aufgabe haben: die der Arterhaltung. Sie sollen das Überleben der Pflanze sicherstellen.

Positive Auswirkungen haben die Pflanzenwirkstoffe auch auf die Gesundheit des Menschen (Tab. 9).

Bioaktive Substanzen	Hinweise für folgende Wirkungen									
	A	B	C	D	E	F	G	H	I	J
Sekundäre Pflanzenstoffe										
Carotinoide	x		x		x					
Phytosterine	x							x		
Saponine	x	x			x			x		
Glucosinolate	x	x						x		
Polyphenole	x	x	x	x	x	x	x		x	
Protease-Inhibitoren	x	x							x	
Terpene	x									
Phytoöstrogene	x	x								
Sulfide	x	x	x	x	x	x	x	x		x
Phytinsäure	x	x	x					x	x	
Ballaststoffe	x				x			x	x	x
Substanzen in fermentierten Lebensmitteln	x	x			x			x		

A = antikanzerogen
B = antimikrobiell
C = antioxidativ
D = antithrombotisch
E = immunmodulierend
F = entzündungshemmend
G = Blutdruck-regulierend
H = Cholesterin-senkend
I = Blutglukose-regulierend
J = verdauungsfördernd

Tabelle 9: Medizinische Wirkungen sekundärer Pflanzenwirkstoffe

Quelle: Watzl

Sie sind unter anderem bedeutsam für die Verhinderung so genannter Radikalenkrankheiten, wie bereits in Abb. 4 dargestellt. Radikalenkrankheiten haben alle eine gemeinsame Ursache: Ein nicht rechtzeitiges oder nur unvollkommenes Neutralisieren freier Radikale.

Freie Radikale sind chemische Verbindungen, deren Atome unpaarige Elektronen haben. Sie sind chemisch nicht abgesättigt, weil Elektronenplätze nicht besetzt sind. Das führt dazu, dass diese Verbindungen gewissermaßen auf „Elektronenraub" gehen. Sie entreißen gesundheitsrelevanten Verbindungen Elektronen.

Je schneller und intensiver die Kettenreaktion beendet werden kann, desto risikoloser ist dieser Prozess für die Gesundheit. Auch hier spielt die Qualität von Lebensmitteln als den von Natur aus gegebenen Elektronen-Lieferanten eine bedeutende Rolle (vgl. S. 67ff.).

Über die Redoxpotential-Messung lassen sich diese elektronenenergetischen Prozesse quantitativ nachvollziehen. Noch wichtiger als jeder einzelne Stoff scheint für die Gesunderhaltung nach neuesten Forschungen jedoch das Zusammenwirken von Stoffen zu sein. Stützt sich doch beispielsweise die besondere Heilwirkung des Sauerkrauts auf die Kombinationswirkung von bislang 47 bekannten Einzelstoffen. Es ist deswegen sinnvoll, wenn US-Wissenschaftler keine Einzelstoffangaben mehr für die Deklaration der antioxidativen Wirkungen vorschlagen, sondern Indexwerte, wie sie aus Tabelle 10 hervorgehen.

Grünkohl	24	Auberginen	5
Knoblauch	23	Blumenkohl	5
Spinat	17	Kartoffeln	5
Rosenkohl	16	Weißkohl	5
Brokkoli	13	Buschbohnen	4
Rote Bete	12	Kopfsalat	4
Rote Paprika	8	Möhren	3
Zuckermais	7	Sellerie	1
Zwiebeln	6	Gurken	1

Tab. 10: Forscher der Universität in Connecticut (USA) untersuchten nach einem Bericht in „Men's Health" vom Februar 1998 Gemüsearten nach ihrem Gehalt an Antioxidantien. Sie stellten obige Rangfolge auf.

Quelle: Gemüse 4/98

Gleichzeitig kommt bei allen oben genannten Sachverhalten die besondere Bedeutung der Elektrochemie zum Ausdruck:

Die Chemoanalyse kann – falls sie die Nachweismethode für einen bestimmten Stoff bereits kennt – einzelne Stoffe mengenmäßig sehr exakt bestimmen. Die Elektrochemie vermag aber noch mehr: Über die Feststellung eines Mischpotentials kann sie summarisch die Gesamtheit aller antioxidativ wirkenden Verbindungen erfassen. Das ist sogar möglich, wenn der Stoff selbst noch unbekannt ist.

Berücksichtigt man, dass weltweit über 10.000 bioaktive Wirkstoffe vermutet werden, gegenwärtig erst einige Hundert identifiziert und noch weniger in ihren spezifischen Wirkungen bekannt sind, dann wird die große Bedeutung der Elektrochemie für die Beurteilung der Qualität von Lebensmitteln erkennbar.

3 „Lebenslauf" entscheidet über die Qualität

Hinzu kommt noch ein weiterer Effekt: Lebensmittel als lebendige Systeme sind in Bezug auf die bioaktiven Stoffe mengenmäßig sehr variabel. Sind sie doch in ihrer Konzentration von den jeweiligen Produktionsbedingungen abhängig. So erschöpft beispielsweise ein stressreiches Umfeld – bedingt durch Krankheiten, Schädlinge, artfremde Anbaubedingungen etc. – den naturgegebenen Vorrat an bioaktiven Stoffen sehr schnell. Damit stehen dem Konsumenten weniger Elektronen zur Verfügung.

Wie die Gesamtsituation eines Lebensmittels in Bezug auf die Möglichkeit zur Elektronenspende aussieht, kann nur die Elektrochemie relativ schnell und kostengünstig erfassen. Dieser Zusammenhang lässt sich am Beispiel von Apfelsaftproben (vgl. Abb. 19) nachvollziehen.

Während die Marktware aufgrund des Rohstoffangebots eine verhältnismäßig einheitliche elektrochemische Qualitätsstufe bildet, heben sich andere Erzeugnisse deutlich davon ab. Eine bäuerliche Erzeugergemeinschaft, welche ihre eigenen Apfelanlieferungen selbst presst, schneidet qualitativ deutlich besser ab. Noch besser sind Säfte von Äpfeln aus dem Streuobstanbau.

Dies ist leicht erklärbar. Stellt doch der Streuobstanbau die stressärmste Produktionsform für den Apfel dar: Äpfel von Lokalsorten, auf Hochstämmen, ohne Obstbaumschnitt, Düngungs- und Pflanzenschutzmassnahmen gewachsen und vollreif geerntet, bringen eine optimale Qualität hervor. So stellt bereits ein besonders sorgfältig hergestellter Apfelsaft eines Hobbymosters mit seinem hohen Elektronenangebot aus elektrochemischer Sicht eine „Medizin" dar.

Ein Vergleich verschiedener Säfte in Tabelle 7 zeigt aber auch die große Streubreite in Bezug auf den Gesundheitswert der Produkte. Zur richtigen Einordnung dieser Messwerte muss nochmals erinnert werden: Der jeweils niedrigere mV-Wert kennzeichnet eine größere Neigung zur Elektronenabgabe und signalisiert damit bessere Produktqualitäten.

4 Täglicher Einkaufshelfer

Zusammenfassend ergibt sich für den täglichen Einkauf und die Küchenpraxis ein einfaches Regelwerk mit zehn Grundsätzen.

1. Mit allen Sinnen einkaufen:
Erst in der Vollreife entwickeln Obst und Gemüse ihre typischen Farben und Aromen. Sie beinhalten die wichtigen bioaktiven Substanzen. Somit sind Auge, Geruch und Tastsinn naturgegebene, wichtige Hilfsmittel für den Kauf von qualitativ wertvollen Lebensmitteln. Natürlich bedarf es auch einer gewissen Warenkunde, um den Reife- und Frischezustand eines Produkts beurteilen zu können (z. B. leichtes Herausdrehen des Stiels beim Apfel, unproblematisches Abdrehen des oberen Blattansatzes bei der Ananas).

2. Regionale Produkte bevorzugen:
Viele Lebensmittel verlieren durch lange Lager- und Transportzeiten stark an Wert. Durch entsprechende „Schönungen" lassen sich viele Altwaren osmotisch regenerieren. Elektroenergetisch bleiben sie jedoch minderwertig. Wochenmärkte mit ortsansässigen Gärtnern und der Ab-Hof-Verkauf bieten demgegenüber im Regelfall noch ausreichende Transparenz.

3. Farbige Varianten suchen:
Die Pflanzenfarben repräsentieren hohe Anteile an sekundären Wirkstoffen. Rotschalige Kartoffeln liefern meist günstigere Werte als z. B. ihre gelben Varianten.

4. Bio-Ware bevorzugen:
Bio-Ware hat im Regelfall keine oder zumindest nur unvermeidbare Rückstände. Zu berücksichtigen ist, dass für die konventionellen Waren die Grenzwerte im EU-Konsens länderübergreifend festgelegt werden. Tendenziell führt das zu einer Erhöhung der Grenzwerte, obwohl die Mehrfachbelastungen im Organismus des Menschen steigen.

Im Bio-Anbau erzeugte Produkte weisen i. d. R. die besseren elektrochemischen Werte auf. Offensichtlich kann dieser eher Stressoren vermeiden.

5. Warenkunde aneignen:
Warenkenntnis ist die Grundlage für die qualitative Unterscheidung der angebotenen Ware. Denn Selbstbedienungsläden, fachunkundiges Verkaufspersonal und verschleiernde

Bezeichnungen lassen das Einkaufen heute eher zu einer Glückssache werden. Darüber hinaus behindert eine „Geiz-ist-Geil"-Mentalität den qualitätsorientierten Einkauf.

6. Naturbelassen essen:
Obst und Gemüse sollte möglichst naturbelassen verzehrt werden. Eine Apfelschale enthält z.B. 100mal soviel Flavonoide wie der übrige Apfel. Auch bei Paprika, Tomaten und anderen Gemüsesorten stecken die sekundären Pflanzenstoffe hauptsächlich in der Schale bzw. in Schalennähe.

7. Sauerstoffarme Zubereitung:
Sauerstoff schädigt die Lebensmittelqualität. Besonders bei Entsaftern muss auf gute Geräte geachtet werden.

8. Nicht aufwärmen:
Aufgewärmte Speisen „verlieren" sekundäre Pflanzenwirkstoffe. Auch wenn moderne Lebensgewohnheiten gemeinsame Mahlzeiten in der Familie immer mehr erschweren: Frisch gekochtes Essen sollte bevorzugt werden.

9. Kurze Lagerung:
Kurze kühle Lagerung oder Tiefkühlung sind die besten Garanten für gute Lebensmittelqualitäten – zumindest aus elektrochemischer Sicht. Heimischer Spargel ist Importen qualitativ meist überlegen, auch wenn Importspargel aus günstigeren Klimaten stammt.

10. Gut kauen:
Erfahrene Naturheilärzte warnen: Nicht was wir essen, nützt dem Körper, sondern was wir verdauen. Und das beginnt bereits im Mund. Gründliches Kauen („fletschern") fördert nachweislich die Gesundheit.

11. Genüsslich speisen:
Die beste Lebensmittelqualität bekommt dem Körper nicht, wenn die Ganzheit von Körper, Geist und Seele beim Essen missachtet wird. So verfehlen beispielsweise Empfehlungen für eine mediterrane Küche ihr Ziel, wenn bei der Mahlzeit nicht gleichzeitig mediterranes Ambiente gepflegt wird.

Auch allgemeine Hinweise wie Einkaufshelfer lösen tägliche Fragestellungen „vor Ort" natürlich nicht. Konkret lässt sich die Qualität von Lebensmitteln elektrochemisch nur direkt bestimmen. Dafür gibt es gegenwärtig nur zwei Lösungsangebote, die nachfolgend kurz skizziert werden.

Elektrochemisches Qualitätsconsulting GmbH

Die Firma EQC ist ein Speziallabor für elektrochemische Messungen, welches über validierte Methoden und jahrelange Messerfahrung bei Lebensmitteln verfügt. Neben ihrer Messtätigkeit für nationale und internationale Auftraggeber arbeitet die Firma im Forschungsbereich mit verschiedenen Hochschulen an Projekten zur Qualitätsbestimmung von Lebensmitteln und deren Optimierung in Anbau sowie Sortenauswahl zusammen. Weitere Schwerpunkte sind die Erarbeitung von Qualitätsstandards bei der Wareneingangskontrolle sowie Prozessoptimierung in der Verarbeitung.

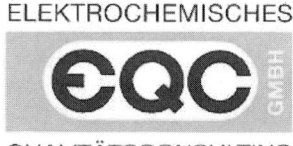

Kontakt:
EQC – Elektrochemisches Qualitätsconsulting
Triesdorfer Str. 31a – D-91746 Weidenbach

Regionales Ernährungsnetzwerk Ingolstadt e.V.

Das Regionale Ernährungsnetzwerk Ingolstadt ist ein eingetragener gemeinnütziger Verein. Es ist bundesweit der erste Zusammenschluss von Verbrauchern, Landwirten und Gärtnern sowie Fachleuten für Ernährungs- und Produktionsfragen. Er dient der Beratung in Bezug auf Lebensmittelqualität. Messergebnisse werden den Mitgliedern als Einkaufshilfe einerseits und den Produzenten als Produktionshilfe andererseits zur Verfügung gestellt. Ausstellungen, Vorträge und Schulungen dienen dazu, den Qualitätsgedanken bei den Mitgliedern zu vertiefen und das Vereinsanliegen einer breiteren Öffentlichkeit zu vermitteln.

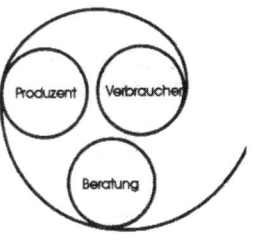

Kontakt:
Regionales Ernährungsnetzwerk Ingolstadt e.V.
Dr. med. Elfriede Imhof
Ernährungsmedizinische Schwerpunktpraxis
Ludwigstr. 11 – D-85049 Ingolstadt

Weiterführende Literatur:

Galle, M. und Rasche, E.: Regulation des Blutredoxpotentials durch die physiologische Leukozytolyse.– In: Biologische Medizin, (4)2002.

Gesellschaft für Boden, Technik, Qualität (BTQ) u. Institut für Obst und Gartenbau der Universität für Bodenkultur Wien (Hrsg.): Geltungsbereich Elektrochemischer Forschung.– In: Tagungsband zur 8. Internationalen Tagung Elektrochemischer Qualitätstest vom 22.-24.02.2001 an der Universität für Bodenkultur Wien.

Heilmann, H. (Hrsg.): Materialsammlungen.– In: Internationale Tagung "Elektrochemischer Qualitätstest" der Gesellschaft für Boden, Technik, Qualität (BTQ e.V.), Kirchberg/Jagst.

Hoffmann, M.: Elektrochemischer Wirksamkeitsnachweis für EM.– In: EM-Journal (9)2004.

Hoffmann, M. (Hrsg.): Vom Lebendigen in Lebensmittel – die biolelektronischen Zusammenhänge zwischen Lebensmittelqualität, Ernährung und Gesundheit.– Ökologische Konzepte 92 der Stiftung Ökologie und Landbau. Deukalion Verlag, Holm, 1997.

Hoffmann, M. und Gitelman, D.: Die Elektrochemie des Wassers und ihre Bedeutung für die Gesundheit.– In: Co-med, Zeitschrift für Naturwissenschaft, (7)2006.

Hoffmann, M.; Wolf, G. und Staller, B.: Redoxpotentiale in Lebensmitteln und deren Gesundheitsrelevanz für die Umweltmedizin.– In: Umweltmedizin 33, (2)2000.

Meltsch, B. und Kappert, R.: Untersuchungen zum P-Wert verschiedener Tees unter Verwendung von Wasser unterschiedlicher Herkunft.– In: Deutsche Gartenbauwissenschaftliche Gesellschaft: 41. Gartenbauwissenschaftliche Tagung (25.-28. 2. 2004, Wien), BDGL-Schriftenreihe, (22)2004, 158 S.

Streif, J.: Ohne Titel.– Unveröff. Untersuchungsprotokoll der Versuchsanstalt für Intensivkulturen in Bavendorf der Universität Hohenheim,1968.

Watzl, B. und Leitzmann, C.: Bioaktive Substanzen in Lebensmitteln.– Stuttgart (1995) ISBN 3-7773-1115-4

Wissenschaftlicher Exkurs

Günter Wolf

*Die Behauptung,
Lebensvorgänge lassen sich
rein physikalisch-chemisch erklären,
lässt sich nicht aufrechterhalten.*

Werner HEISENBERG (1901–1976)

1 Problemstellung

Entsprechend der richtigen Erkenntnis von Werner HEISENBERG, wonach Leben nicht ausschließlich physikalisch-chemisch darstellbar ist, wird nachfolgend ein thermodynamischer Zugang zur weiteren Untersuchung von Lebensmittelqualität aufgezeigt. Denn schon seit einigen Jahren werden Redoxmessungen zur Qualitätsbestimmung eingesetzt. Sie erwiesen sich bereits als sehr brauchbare Parameter in ganzheitlichen Screenings. So ermöglichen sie beispielsweise, Lebensmittelqualitäten sowie die ihnen zugrunde liegenden Produktionsverfahren differenziert zu betrachten und Rückschlüsse auf die mögliche gesundheitliche Relevanz der Untersuchungen in Bezug auf den Konsumenten zu ziehen.

Ziel dieses Exkurses ist es, die Fundiertheit dieses Messverfahrens durch Untersuchung seiner thermodynamischen Basis nachzuweisen. Dazu soll gezeigt werden, dass ein direkter Zusammenhang zwischen dem Redoxpotential von Lebensmitteln und ihrer Fähigkeit, dem Organismus strukturelle Ordnung zuzuführen, besteht.

Weiterhin soll nachgewiesen werden, dass das Redoxpotential auch ein Maß darstellt, das die antioxidative Wirkung von Lebensmitteln erfasst. So zeigt es deren Fähigkeit auf, dem schädlichen Einfluss freier Radikale entgegenzuwirken.

Ein weiteres Ziel ist schließlich eine Ergänzung des bisherigen Messverfahrens: Durch zusätzliche Messung einer Reduktionskapazität soll ein quantitatives Maß dafür gewonnen werden, wie nachhaltig eine Lebensmittelprobe Reduktionsäquivalente – d.h. antioxidative Wirkung – zur Verfügung stellen kann.

Als eine wesentliche Konsequenz ergibt sich hieraus: Wenn mit dem Verfahren der Redoxpotentialmessung von Lebensmitteln – kombiniert mit der Bestimmung der Reduktionskapazität – Aussagen über die Qualität von landwirtschaftlichen bzw. gärtnerischen Produktionsverfahren und Erzeugnissen getroffen werden können, dann ist damit konsequenterweise auch eine qualitative Einschätzung von Verfahren zur Weiterverarbeitung, Distribution und küchentechnischen Aufbereitung möglich.

2 Zur elektrochemischen Qualitätsdifferenzierung

Wie man heute weiß, stehen die grundlegenden Lebensvorgänge in direktem Zusammenhang mit messbaren elektrochemischen Parametern. Es erscheint daher nicht abwegig anzunehmen, dass man aus gemessenen elektrochemischen Werten von Lebensmittelproben auf den gesundheitlichen Status des „Spender-Organismus" Pflanze oder Tier und somit auf die Qualität des Lebensmittels schließen kann. Tatsächlich zeigen zahlreiche Messungen, dass etwa Stress bei Pflanzen und Tieren sich auf die Qualität der aus ihnen hergestellten Produkte auswirkt. Er führt zu höheren oder zu extrem niedrigen Redoxpotentialen im Vergleich zu weniger gestressten Pflanzen und Tieren.

Da man wohl annehmen kann, dass diese dann Lebensmittel mit beeinträchtigter gesundheitlicher Qualität liefern, bedeutet das: Es ist sinnvoll, Lebensmittel unter solchen Bedingungen zu produzieren, die zu einem möglichst arttypischen Redoxpotential führen. Umgekehrt kann man aus dem gemessenen Redoxpotential einer Probe auf deren produktionstechnische Beeinflussung, d.h. auf ihre „innere" Qualität schließen.

3 Qualität und Redoxpotential

Wie kann man dies aber naturwissenschaftlich erklären? Warum hat ein arttypisches Redoxpotential gesundheitliche Relevanz für den Konsumenten?

Der Grund für den Zusammenhang zwischen Qualität und Redoxpotential liegt darin, dass dieses nach den Gesetzen der Thermodynamik mit einer energetischen Eigenschaft materieller Systeme korreliert, die Aussagen dazu gestattet, wie groß die Neigung dieser Systeme zur Elektronenabgabe ist. Dies ist aus zwei Gründen von gesundheitlicher Relevanz:

Die Neigung zur Elektronenabgabe ist

- von Bedeutung für die Fähigkeit des lebenden Organismus "Lebensmittel" zum Aufbau von struktureller Ordnung und
- entscheidend für die antioxidative Wirkung eines Lebensmittels auf den Konsumentenorganismus.

Diese beiden Aspekte sollen nach folgend diskutiert werden.

3.1 Redoxpotential und strukturelle Ordnung

Bei der Diskussion über den Zusammenhang von Redoxpotential und struktureller Ordnung spielen der erste und vor allem der zweite Hauptsatz der Thermodynamik eine Rolle (vgl. S. 64ff.).

Der erste Hauptsatz ist der E n e r g i e e r h a l t u n g s s a t z . Er besagt, dass bei jedem Prozess in einem isolierten System die Gesamtenergie dieses Systems konstant bleibt. Ein isoliertes (abgeschlossenes) System tauscht mit seiner Umgebung weder Energie noch Materie aus. Einen Vorgang, bei dem der erste Hauptsatz nicht erfüllt ist, kann es in unserer Welt nicht geben.

Der zweite Hauptsatz ist der E n t r o p i e s a t z . Er besagt, dass in einem thermisch abgeschlossenen System, einem so genannten adiabatischen System, nur Prozesse möglich sind, die unter Zunahme der Entropie ablaufen, d. h. nach der molekularstatistischen Deutung der Entropie: unter Abnahme der Ordnung. Ein adiabatisches System ist dadurch gekennzeichnet, dass es mit seiner Umgebung höchstens Arbeit, aber keine Wärme und Materie austauscht.

Dass der erste Hauptsatz für Prozesse in lebenden Organismen gilt, ist schon lange unbestritten. Dagegen wurde die Gültigkeit des zweiten Hauptsatzes in diesem Bereich länger bezweifelt. Dies lag bislang daran, dass die Lebensvorgänge thermodynamisch zu oberflächlich betrachtet wurden.

Man stellte z. B. fest, dass bei der Entwicklung eines Lebewesens, der Ontogenese, offensichtlich Prozesse ablaufen, die zu hoch geordneten Strukturen führen. Dies hielt man für nicht vereinbar mit dem Entropiesatz. Tatsächlich ist es aber durchaus vereinbar. Der Entropiesatz trifft nur eine Aussage über adiabatische Systeme. Lebewesen jedoch sind offene Systeme, die mit ihrer Umgebung im Materie- und Energieaustausch stehen. In einem offenen System können aber durchaus Prozesse ablaufen, die die Entropie dieses Systems verringern, also seine strukturelle Ordnung erhöhen. Dies ist für lebende Systeme gar nicht typisch, sondern kann auch am Unbelebten beobachtet werden.

Beispiel:

Betrachten wir eine bestimmte Wassermenge, die bei Temperaturen unter 0 °C spontan gefriert. Das strukturell ungeordnetere flüssige Wasser geht dabei in viel stärker geordnete, d. h. entropieärmere Eiskristalle über (vgl. S. 64).

Nun ist aber die gefrierende Wassermenge auch kein adiabatisches System. Denn bei dem Prozess wird die Kristallisationswärme freigesetzt und an die Umgebung abgegeben. Dadurch nimmt deren Entropie zu. Erst Wassermenge p l u s Umgebung – genauer: der Teil der Umgebung, der an dem Wärmeaustausch teilnimmt – bilden ein adiabatisches System.

In diesem Gesamtsystem nimmt die Entropie bei der Kristallisation zu, wodurch diese zu einem thermodynamisch möglichen Prozess wird. Es ist also eine Zunahme der Ordnung in dem Teilsystem Wassermenge möglich, weil mit dieser Zunahme eine stärkere Abnahme der Ordnung in der Umgebung verbunden ist. Dass die Entropie im adiabatischen Gesamtsystem trotz der Entropieabnahme in der Wassermenge zunimmt, kann durch thermodynamische Untersuchung belegt werden.

Genauso wie bei der Bildung von Eiskristallen kann ein Bereich hoher struktureller Ordnung durch das Wachsen eines Lebewesens größer werden, wenn dabei der Ordnungsgrad der Umgebung ab-, d. h. deren Entropie zunimmt. In diesem Falle geschieht dies dadurch, dass der Organismus Stoffe hohen Ordnungsgrades in Form der Nahrung aus der Umgebung entnimmt und Stoffe niedrigerer Ordnung wieder ausscheidet. Außerdem wird an die Umgebung die bei den Stoffwechselprozessen produzierte Wärme abgegeben. Auch das trägt zur Erhöhung von deren Entropie bei.

Das Wachsen eines Organismus ist also thermodynamisch möglich, weil die Entropie im Gesamtsystem „Organismus + Umgebung" zunimmt.

In ähnlicher Weise gilt der Entropiesatz für den erwachsenen Organismus. Bei diesem handelt es sich um ein System in einem näherungsweise stationären Nicht-Gleichgewichtszustand. Dass dieser über längere Zeit auftritt, ist ein charakteristisches Merkmal des Lebens.

Ein entsprechendes nichtlebendes System in einer konstanten Umgebung würde sich ganz anders verhalten. In diesem würden alle Vorgänge, die nach dem zweiten Hauptsatz möglich sind – z. B. der Ausgleich von Bewegungs-, Temperatur-, Ladungs- und Konzentrationsdifferenzen oder chemische Reaktionen etc. – so lange ablaufen, bis das System den Gleichgewichtszustand erreicht. Dies ist der Zustand maximaler Entropie, d.h. der maximal möglichen Unordnung. Andere Vorgänge können so nicht mehr erfolgen.

Für den lebenden Organismus würde dieser Zustand den Tod bedeuten. Wie aber kann er diesem Gleichgewichtszustand entgehen, obwohl er gleichfalls dem zweiten Hauptsatz unterworfen ist?

Schließlich werden auch in einem lebenden Organismus immer nur Prozesse ablaufen, die zu einer Erhöhung der Entropie des Gesamtsystems „Organismus + Umgebung" führen. Die Teilprozesse des Metabolismus sind durchaus von dieser Art. Der lebende Organismus bringt es aber fertig, die dadurch erzeugte Entropie in die Umgebung zu exportieren. Er kann also seine hohe strukturelle Ordnung aufrechterhalten, indem er in seiner Umgebung Unordnung produziert.

Für diesen Netto-Entropieexport gibt es zwei Ursachen:

- Die Lebewesen nehmen aus der Umgebung Nährstoffe hoher struktureller Ordnung, d.h. niedriger Entropie, auf. Sie bauen diese mit Hilfe biochemischer Reaktionen zu Stoffen mit insgesamt höherer Entropie – also geringerer Ordnung – ab. Und scheiden die Reaktionsprodukte aus.

- Die beim Umsatz der Nährstoffe entstehende Wärme wird an die Umgebung abgegeben. So trägt sie gleichfalls zur Erhöhung von deren Entropie bei.

Erwin SCHRÖDINGER hat dies 1944 in einem einprägsamen Satz ausgedrückt: „Der Organismus nährt sich von negativer Entropie."

In Abb. 1 ist der Netto-Entropieexport vom Organismus zur Umgebung in Form der auftretenden Stoff- und Energieströme schematisch dargestellt.

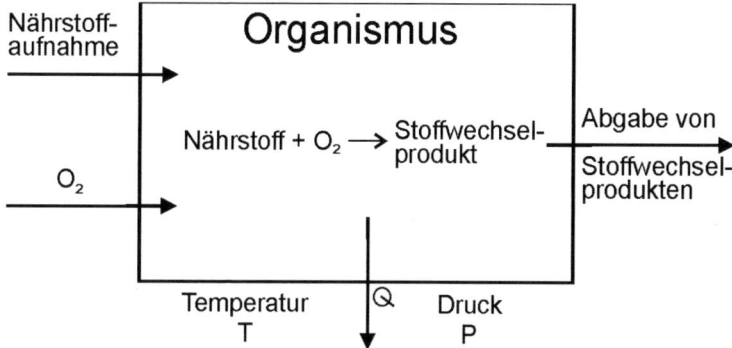

Abb. 1: Stoff- und Wärmeaustausch eines Organismus mit seiner Umgebung
Quelle: Wolf

Welcher Zusammenhang zwischen diesen Fakten und dem Redoxpotential besteht, lässt sich folgendermaßen verdeutlichen:

Wenn im Organismus der Stoffwechselprozess (Metabolismus)

$$\text{Nährstoff} + \nu O_2 \rightarrow \text{Stoffwechselprodukt} \quad (1)$$

stattfindet, so wird die Wärme

$$Q_{\text{Umgebung}}, \quad t \quad \text{Stoffwechselprodukt} \quad (2)$$

an die Umgebung abgegeben, wobei die Größe ΔH die durch die isotherm-isobare Reaktion bedingte Enthalpieänderung beschreibt. Diese Wärmeaufnahme bedeutet für die Umgebung eine Entropiezunahme. Sie kann als Quotient aus Wärmemenge und Temperatur berechnet werden. Da außerdem die für die Reaktion erforderlichen Stoffe aus der Umgebung aufgenommen werden und das Reaktionsprodukt an die Umgebung abgegeben wird, muss in der Entropiebilanz auch noch deren Entropiegehalt berücksichtigt werden. Die Entropieänderung der Umgebung ergibt sich aus

$$\Delta S_{Umgebung} = -\Delta H/T + S_{Produkt} - S_{Nährstoff} - S_{O_2} \quad (3)$$

Unter Berücksichtigung des Zusammenhangs zwischen H, G und S kann man diese Beziehung umformen zu

$$\Delta S_{Umgebung} = -\Delta H/T + (\Delta H - \Delta G)/T$$

und weiter zu

$$\Delta S_{Umgebung} = -\Delta G/T \quad (4)$$

Die in dieser Gleichung vorkommende Änderung der freien Enthalpie ΔG des Systems durch die Stoffwechselreaktion (1) steht nun im Zusammenhang mit dem Redoxpotential des Lebensmittels (Nährstoffs).

Wegen ihrer Bedeutung sollen diese Zusammenhänge etwas ausführlicher besprochen werden. Die Stoffwechselreaktion (1) ist ihrer chemischen Natur nach eine so genannte *Red*(uktions/)*Ox*(idations)-*Reaktion*. Bei einer derartigen Reaktion laufen – durch chemische Triebkräfte bedingt – nebeneinander eine Reduktion (des Sauerstoffs) und eine Oxidation (des Nährstoffs) ab.

Ein Beispiel: Bei einem bestimmten Nährstoff handelt es sich um Glukose $C_6H_{12}O_6$. Die Reaktionsgleichung (1) erhält dann die spezielle Form

$$C_6H_{12}O_6 + 6\,O_2 \rightarrow 6\,CO_2 + 6\,H_2O \quad (1a)$$

Der stöchiometrische Faktor v hat hier den Wert 6, und das Stoffwechselprodukt besteht aus den Komponenten CO_2 und Wasser. Diesen Prozess kann man sich nun als zusammengesetzt vorstellen. Er besteht aus einem Oxidationsteil $1a_{ox}$, der unter Elektronenabgabe verläuft, und einem Reduktionsteil $1a_{red}$, der unter Elektronenaufnahme vonstatten geht:

$$C_6H_{12}O_6 + 6\,H_2O \rightarrow 6\,CO_2 + 24\,H^+ + 24\,e^- \quad (1a_{ox})$$

$$6\,O_2 + 24\,H^+ + 24\,e^- \rightarrow 12\,H_2O \quad (1a_{red})$$

Das messbare Redoxpotential steht nun mit diesen Gleichungen in folgendem Zusammenhang: Jede der beiden Teilreaktionen ($1a_{ox}, 1a_{red}$) ist durch ein spezielles Redoxpaar, d. h. eine oxidierte Stufe Ox und die korrespondierende reduzierte Stufe R eines molekularen Systems, charakterisiert. Im Falle des Oxidationsteilschrittes ($1a_{ox}$) sind dies $CO_2/C_6H_{12}O_6$, in dem des Reduktionsteilschrittes ($1a_{red}$) O_2/H_2O. Unter Verwendung der allgemeinen Symbole Ox und R kann jeder der beiden Teilschritte und allgemein jede beliebige Redox(teil)reaktion durch die chemische Gleichung

$$R \rightarrow Ox + z\,e^- \qquad (1b_{ox})$$

beschrieben werden. Jedem speziellen Redoxpaar R/Ox entspricht nun ein bestimmtes Redoxpotential. Dieses ist als Spannung einer speziellen Galvanischen Zelle messbar. Sie besteht aus einer Lösung von R und Ox, in die eine Ableitelektrode aus einem geeignetem Material – z. B. Platin – eingetaucht wird, und einer Standard-Wasserstoff-Referenzelektrode (vgl. S. 62ff.).

Durch die Zusammensetzung der Reaktion (1) bzw. (1a) aus den Teilgleichungen ($1a_{ox}$) und ($1a_{red}$) folgt, dass man ΔG aus den Redoxpotentialen berechnen kann, die diesen Teilgleichungen entsprechen. Man erhält dabei die Beziehung

$$\Delta G = -z \cdot F \cdot (E_{H,+} - E_{H,-}) \cdot \xi \qquad (5)$$

ξ bezeichnet hier den Umfang der Reaktion, auf den man sich bezieht. Betrachtet man etwa einen Reaktionsumfang, bei dem 1 mol Elektronen, d.h. ca. $6*10^{23}$ Elektronen, umgesetzt werden, so ist $z*\xi = 1\,\text{mol}$. Aus Gleichung (4) folgt dann, dass in diesem Fall in der Umgebung die Entropieänderung

$$\Delta S_{\text{Umgebung},1\text{mol}} = (E_{H,+} - E_{H,-}) \cdot F/T \qquad (6)$$

auftritt. Darin ist $E_H = E_{H,-}$ das Redoxpotential des Nährstoffes. Oxidationsmittel ist der Sauerstoff, d.h. $E_{H,+}$ ist das Redoxpotential des Sauerstoffs.

Die beiden Redoxpotentiale sind nach den Nernstschen Gleichungen für die entsprechenden Redoxreaktionen abhängig von den Konzentrationen der jeweils beteiligten Reaktanten. Dazu gehören im Allgemeinen auch die Wasserstoffionen. Das heißt, die Redoxpotentiale sind unter anderem auch vom pH-Wert abhängig. Dabei ist von Bedeutung, dass viele biologisch relevante Redoxreaktionen die gleiche pH-Abhängigkeit aufweisen. Zum Beispiel gilt – gemäß den Nernstschen Gleichungen – für die Redoxreaktionen $1a_{ox}$ und $1a_{red}$:

$$\Delta E_H / \Delta pH = -E_N = -59{,}16 \text{ mV}$$

E_N ist der so genannte Nernstkoeffizient. Er ist temperaturabhängig. Der oben angegebene Wert gilt für die Normaltemperatur 25 °C. Die gleiche pH-Abhängigkeit für beide beteiligten Redoxreaktionen bedeutet, dass die Differenz $E_{H,+} - E_{H,-}$ und damit auch $\Delta S_{Umgebung}$ ceteris paribus vom pH-Wert unabhängig ist.

Für $E_{H,+}$, d.h. für den Sauerstoff, kann man nun in Gleichung (6) einen Zahlenwert angeben. Sein biochemisches Standardpotential ist

$$E_{H,+,0}' = +0{,}815 \text{ V}$$

Berücksichtigt man noch den Sauerstoffeinfluss unter der Annahme des atmosphärischen Sauerstoffpartialdruckes, so ergibt sich für das Redoxpotential beim biochemischen Standard-pH-Wert=7

$$E_{H,+}' = 0{,}805 \text{ V}$$

Damit erhält man

$$\Delta S_{Umgebung, 1mol} = 323{,}6 \cdot (0{,}805 \text{ V} - E_H') \text{ As/(K·mol)}$$

oder

$$\Delta S_{Umgebung, 1mol} = 260{,}5 \text{ Ws·(K·mol)}^{-1} - 323{,}6 \text{ Ws·(V·K·mol)}^{-1} \cdot E_H' \quad (7)$$

Daraus folgt: Die an die Umgebung abgegebene Entropie ist umso größer je negativer das Redoxpotential des Nährstoffes ist.

In Abb. 2 ist dieser Zusammenhang grafisch dargestellt. Auf der Abszisse ist dabei das auf den Standard-pH-Wert=7 bezogene Redoxpotential

$$E_H' = E_H + E_N \cdot (pH - 7) \quad (8)$$

aufgetragen.

Erläuterung:

Dem Diagramm kann man z. B. entnehmen, dass bei Zufuhr der Lebensmittel A und B mit $E_{H,A}' = 200\,mV$ bzw. $E_{H,B}' = 400\,mV$ in der Umgebung des Organismus die Entropie um 197 Ws/(K·mol) bzw. nur um 133 Ws/(K·mol) zunimmt, falls jeweils eine solche Menge an Lebensmitteln zugeführt wurde, dass bei deren Stoffwechselprozess genau ein Mol Elektronen (ca. $6 \cdot 10^{23}$ Elektronen) umgesetzt wird. Um diese Beträge kann dann im Organismus die Entropie maximal abnehmen. Das bedeutet einen entsprechenden Gewinn an struktureller Ordnung.

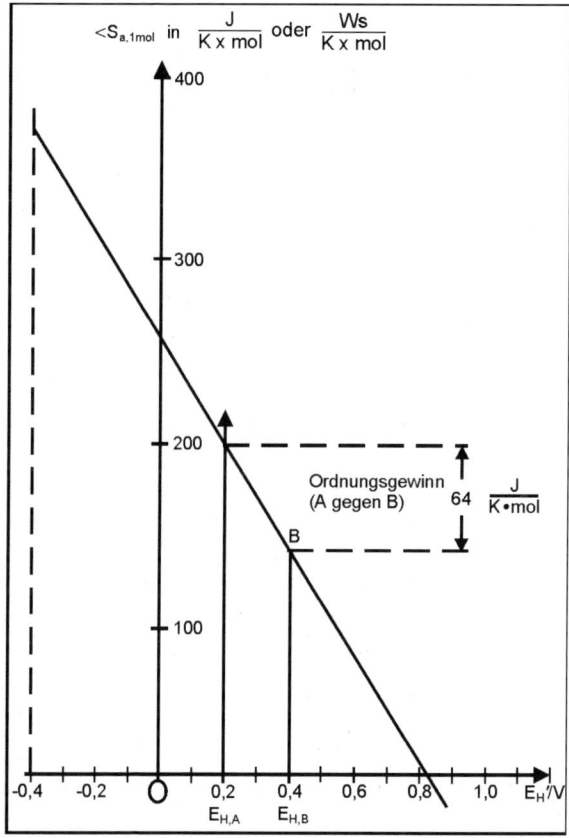

Abb. 2: Abhängigkeit der Entropieänderung in der Umgebung eines Organismus bei vollständiger Oxidation eines Nährstoffes von dessen Redoxpotential

Quelle: Wolf

Wie man dem Diagramm entnehmen kann, muss das Redoxpotential E_H' von Lebensmitteln niedriger als 800 mV sein, damit diese zum Aufbau struktureller Ordnung beitragen können. Auch auf der negativen Seite gibt es eine Grenze, da das Redoxpotential nicht so niedrig werden darf, dass eine Zersetzung von Wasser möglich würde.

Führt man also dem Organismus Lebensmittel mit einem möglichst arttypischen Redoxpotential zu, so unterstützt man ihn in seinem Bestreben, strukturelle Ordnung aufzubauen.

3.2 Redoxpotential und antioxidative Wirkung

Niedriges Redoxpotential von Lebensmitteln wirkt sich aber noch in anderer Weise positiv auf die Gesundheit des Konsumenten aus. Die Resultate zahlreicher wissenschaftlicher Untersuchungen haben nahegelegt, dass viele degenerative Leiden, z. B. grauer Star, Arteriosklerose, Morbus Alzheimer, Parkinson, Immunschwäche, vorzeitiges Altern, auch Krebserkrankungen etc., durch freie Radikale induziert werden. Solche freien Radikale entstehen zwar als so genannte aktivierte Sauerstoffstufen bereits im normalen Atmungsprozess, werden aber darüber hinaus – und zwar unter den modernen Umwelt- und Lebensbedingungen zunehmend – durch Xenobiotika und Stressoren erzeugt. Es ist daher von hoher gesundheitlicher Bedeutung, dem Organismus Lebensmittel zuzuführen, die in der Lage sind, zur Entgiftung dieser Radikale beizutragen. Dies ist dann möglich, wenn sie Stoffspezies (R) enthalten, die freie Radikale (X•) via Elektronentransfer, d. h. durch Reduktion, in stabile Endprodukte (P) umwandeln können, wobei sie selbst in eine oxidierte Stufe (Ox) übergehen. Dieser Vorgang ist in einer allgemeinen chemischen Gleichung darstellbar:

$$R + 2\,X\bullet \rightarrow Ox + 2\,P \qquad (9)$$

Die Reaktion (9) ist prinzipiell nur dann möglich, wenn R ein ausreichendes Reduktionsvermögen hat. Ein Maß dafür ist das Redoxpotential. Je niedriger dieses für ein Redoxsystem ist, umso größer ist dessen reduzierende Wirkung. Dies bedeutet, die erwünschte Reaktion (9) kann nur ablaufen, wenn das Redoxpotential des Systems R/Ox niedriger ist als das des Systems X•/P.

Liegt nun das Redoxsystem als Komponente eines Lebensmittels vor, so bestimmt es dessen Reduktionskraft. Diese kann mit Hilfe des Redoxpotentials charakterisiert werden.

Eine Lebensmittelprobe, die beispielsweise ein Redoxpotential von 250 mV besitzt, hat in diesem Sinne eine größere Reduktionskraft als eine mit 400 mV. Denn sie vermag alle Oxidantien mit einem Redoxpotential über 250 mV zu reduzieren, während letztere nur solche mit einem Redoxpotential über 400 mV reduzieren kann.

Ein möglichst niedriges arttypisches Redoxpotential von Lebensmitteln ist demzufolge erwünscht, weil damit eine hohe antioxidative Wirkung verbunden ist, d. h. eine hohe Potenz zur Entgiftung freier Radikale.

3.3 Reduktionskapazität

Die Kenntnis des Redoxpotentials allein reicht aber nur selten für die vollständige Beurteilung der antioxidativen Potenz eines Lebensmittels aus. Um dies zu verdeutlichen sei die – im Allgemeinen – vereinfachende Annahme zugrunde gelegt, dass die reduzierende Wirkung durch ein einziges Redoxsystem R/Ox (z. B. durch das Glutathionsystem) hervorgerufen wird. In diesem Fall kann man das Redoxpotential nach der Nernstschen Gleichung berechnen.

Erfolgt die Elektronenabgabe durch R etwa nach der Reaktionsgleichung

$$R \rightarrow Ox + 2H^+ + 2e^- \qquad (10)$$

so lautet die Nernstsche Gleichung

$$E_H = E_{H,0} - E_N \cdot pH + (E_N/2) \cdot \log(c_{ox}/c_R) \qquad (11)$$

Das Redoxpotential ist also – wie diese Gleichung zeigt – von mehreren Daten abhängig:

1. vom Standardpotential $E_{H,0}$, das eine Stoffeigenschaft des Redoxsystems Ox/R ist;
2. vom pH-Wert;
3. vom Verhältnis $P = (c_{ox}/c_R)$

In unserem Zusammenhang ist Punkt 3 von besonderer Bedeutung.

Beispiel:

Nehmen wir an, in zwei Proben liegen zwei verschiedene Redoxsysteme A und B vor, für die jeweils die Gesamtkonzentration aus reduzierter und oxidierter Stufe $c = c_{Ox} + c_R$ gleich sein soll. Ferner wird angenommen, dass man für beide Proben das gleiche Redoxpotential misst, obwohl A im Vergleich zu B ein um 100 mV niedrigeres Standardpotential hat. Dies bedeutet – wie man mit Hilfe der Nernst-Gleichung berechnen kann –, dass in der Probe A weniger als 0,5% des Redoxsystems in reduzierter Form vorliegt, wenn die reduzierte Form in B fast 91% von c· ausmacht. Obwohl also die Reduktionskraft der beiden Proben – indiziert durch das gleiche Redoxpotential – zunächst gleich groß ist, wird doch durch die Probe A im Vergleich zur Probe B nur eine geringe Menge an Antioxidantien entgiftet werden können (Verhältnis ca. 1:200).

Es ist daher wichtig, außer dem Redoxpotential eine weitere Größe zu berücksichtigen, die wir als Reduktionskapazität C_R bezeichnen wollen. Diese gibt an, welche Menge an Oxidantien durch eine bestimmte Menge des Lebensmittels entgiftet werden kann. C_R kann so ermittelt werden, dass man der Probe stufenweise ein Oxidationsmittel mit genügend positivem Redoxpotential zusetzt, wodurch die reduzierende Komponente R zunehmend oxidiert wird. Den Fortgang dieser Oxidation kann man über das Redoxpotential verfolgen. Abb. 3 zeigt den zu erwartenden Potentialverlauf für einen – unter Zugrundelegung gewisser Annahmen – theoretisch berechneten Fall. Der nahezu vollständige Verbrauch von R macht sich durch den Anstieg des Redoxpotentials bemerkbar. Die bis dahin verbrauchte Menge an Oxidans erlaubt daher die Berechnung der Reduktionskapazität. Der Anstieg des Redoxpotentials erfolgt umso steiler je stärker sich die Standardpotentiale der beiden beteiligten Redoxsysteme unterscheiden.

Erläuterung:

Zur Berechnung der Titrationskurve für das in Abb. 3 betrachtete Beispiel wurde angenommen, dass zu Beginn 0,0099 mmol R und 0,0001 mmol Ox vorliegen und dass das Standardpotential des Redoxpaares R/Ox $E_{H,0}$=329 mV ist. Daraus resultiert ein Anfangswert des Redoxpotentials von 329 mV+29,5 mV∗lg(0,0001/0,0099)=270 mV. Weiterhin wurde angenommen, dass mit einem Titrator T titriert wurde, der dabei zu dem Stoff U reduziert wird, und dass für das Redoxpaar U/T das Standardpotential $E_{H,0,T}$=649 mV ist. Dann wird bei Zusatz von T R durch die Reaktion

$$R + T \Leftrightarrow Ox + U$$

oxidiert. Aus den beiden Standardpotentialen kann für diese Reaktion die Gleichgewichtskonstante zu $K=6,7*10^8$ berechnet werden. Die Kenntnis dieser Konstanten erlaubt die Berechnung der Konzentrationen von R und Ox nach jedem Zusatz von T und damit auch die Berechnung des dann jeweils gegebenen Redoxpotentials. Auf diese Weise wurde die in Abb. 3 dargestellte Abhängigkeit des Redoxpotentials von der zugesetzten Stoffmenge des

Titrators punktweise berechnet. Aus der Größenordnung der Gleichgewichtskonstanten kann man bereits abschätzen, dass nach Zusatz von 0,0099 mmol Titrator R praktisch vollständig oxidiert ist. Das Redoxpotential ist dann durch den Wendepunkt des ansteigenden Astes der Titrationskurve gegeben. Nach Zusatz von 0,01 mmol T liegen also noch (0,01-0,0099)mmol = 0,0001 mmol T vor. 0,0099 mmol des zugesetzten T wurden zu U reduziert. Damit ergibt sich bei einem Zusatz von 0,01 mmol T das Redoxpotential 649 mV + 29,5 mV*lg(0,0001/0,0099) = 590 mV.

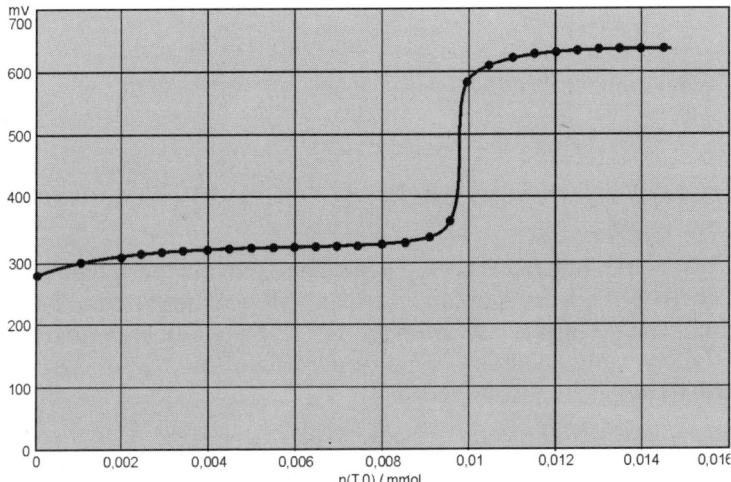

Abb.3: Titrationskurve zur Bestimmung der Reduktionskapazität

Quelle: Wolf

Ein mögliches Oxidans, das bei Untersuchungen von Bernhard Staller (EQC) bereits erprobt wurde, ist H_2O_2. Es reagiert mit der reduzierenden Komponente R des Lebensmittels gemäß der chemischen Gleichung

$$R + H_2O_2 \rightarrow Ox + 2 H_2O \quad (12)$$

Als Reduktionskapazität kann man nun definieren:

$$C_R = n_{X\bullet} / m_P \quad (13)$$

Dabei bezeichnet $n_{X\bullet}$ die durch die Probe zu entgiftende Stoffmenge an Radikalen, m_P die Masse der Probe.
In einem speziellen Fall bestimmt man C_R folgendermaßen: Man wiegt eine Probe (m_P) ein und titriert sie mit der H_2O_2-Lösung. Wird dabei bis zum Anstieg des Redoxpotentials die

Stoffmenge $n(H_2O_2) = n$ verbraucht, so heißt dies – gemäß Reaktionsgleichung (12) –, dass in der Probe die Stoffmenge

$$n_R = n(H_2O_2) = n$$

an R vorliegt, und weiter – gemäß Reaktionsgleichung (9) – dass die durch die Probe zu entgiftende Stoffmenge an freien Radikalen X•

$$n_{X\bullet} = 2 n_R = 2 n$$

beträgt. Die Reduktionskapazität der Probe ist somit

$$C_R = 2 n / m_P$$

Als Einheit von C_R kann man μmol X•/g oder X•/g verwenden.

Da C_R unabhängig von der speziellen Art der vermessenen Lebensmittelprobe angibt, welche Menge freier Radikale durch eine bestimmte Menge des Lebensmittels reduziert werden kann, können ganz unterschiedliche Lebensmittel miteinander verglichen werden.

So wurden z. B. verschiedene Weinsorten und der frisch gepresste Saft verschiedener Tomatensorten vermessen. Die Resultate dieser Untersuchungen sind als Beispiel in Tab. 1 dargestellt.

	C_R/μmol X•/g	C_R/X•/g	C_R^0
Tomaten I	0,420	$2,528 * 10^{17}$	25,28
Tomaten II	0,469	$2,826 * 10^{17}$	28,26
Wein A	0,710	$4,273 * 10^{17}$	42,73
Tomaten III	0,773	$4,653 * 10^{17}$	46,53
Tomaten IV	0,833	$5,014 * 10^{17}$	50,14
Wein B	2,400	$1,445 * 10^{18}$	144,50

Tab. 1: *Reduktionskapazitäten verschiedener Lebensmittel*

Quelle: Wolf

Die ersten beiden Spalten der Tabelle geben die Reduktionskapazität an. Die dritte Spalte erfasst noch die relative Reduktionskapazität, die auf einen willkürlich gewählten Standard bezogen ist. Als Standard wurde eine Probe gewählt, von der

1g gerade $1*10^{16}$ freie Radikale reduzieren kann. Diese relative Angabe bietet den Vorteil, dass sie bequemer handhabbare, dimensionslose Zahlen liefert. Der Zahlenwert gibt dann jeweils an, um welchen Faktor die antioxidative Wirkung der Probe größer ist als die des Standards. Eine solche Standardprobe kann man durch entsprechende Verdünnung einer gemessenen Probe, z. B. einer Weinprobe, mit Wasser herstellen. Wenn man gleichzeitig die TAA (Totale antioxidative Aktivität) der Standardprobe als TEAC (troloxäquivalente antioxidative Kapazität) misst, so kann man darüber hinaus eine Korrelation zu einem anderen Verfahren der Messung der antioxidativen Kapazität herstellen.

4 Mischpotentialmessung

Bei den vorausgehenden Überlegungen wurde explizit vorausgesetzt, dass ein einziges Redoxpaar das Redoxpotential der Probe einstellt. Dies wird nur in seltenen Fällen gegeben sein. Im Allgemeinen wird eine Reihe verschiedener Redoxpaare nebeneinander vorliegen. Das messbare Potential ist dann ein so genanntes Mischpotential, das durch das Zusammenspiel der verschiedenen Komponenten zustande kommt. Der Beitrag der einzelnen Spezies ist dabei kaum feststellbar.

Die Konsequenzen einer solchen Mischpotentialbildung für die Qualitätsdifferenzierung sollen an an einem Beispiel diskutiert werden. An ihm sind zwei potentialbildende Redoxpaare (R_1/Ox_1, $E_{H,1}$; R_2/Ox_2, $E_{H,2}$) beteiligt. In einem solchen Fall wird sich keines der beiden Nernstschen Gleichgewichtspotentiale $E_{H,1}$ und $E_{H,2}$ einstellen, sondern ein Wert dazwischen, eben das Mischpotential $E_{H,M}$.

Seine Lage ergibt sich folgendermaßen: Sobald an der Elektrode ein Potential auftritt, das vom Gleichgewichtspotential der Redoxreaktion abweicht, läuft diese ab. Dies geschieht bei positiver Abweichung im Sinne der Oxidation, bei negativer im Sinne der Reduktion. Da das Mischpotential zwischen den beiden Gleichgewichtspotentialen liegt, wird das erste Redoxpaar (1) nach

$$R_1 \rightarrow Ox_1 + 2\,e^- \qquad (14)$$

Elektronen an das Elektrodenmetall abgeben, das zweite Redoxpaar (2) nach

$$Ox_2 + 2\,e^- \rightarrow R_2 \tag{15}$$

Elektronen von diesem aufnehmen. Die Reaktionsgeschwindigkeit r ist dabei vom Elektrodenpotential abhängig. Diese Abhängigkeit der jeweiligen Reaktionsgeschwindigkeit vom Potential ist in Abb. 4 durch die Kurven I für Redoxpaar 1 und II für Redoxpaar 2 dargestellt.

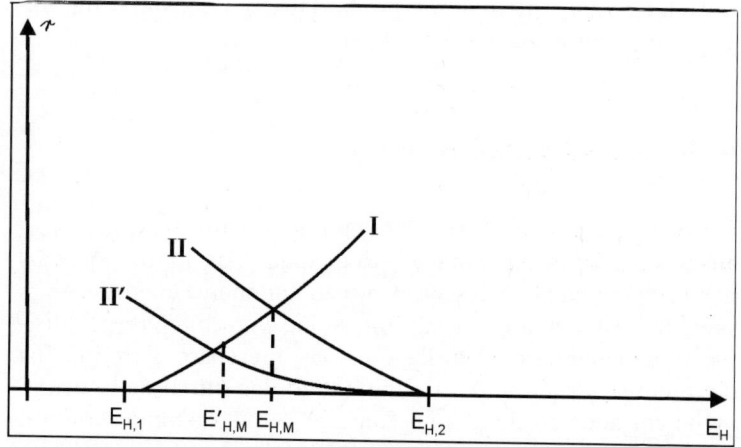

Abb. 4: Mischpotentialbildung

Quelle: Wolf

Das Mischpotential muss nun durch den Schnittpunkt dieser beiden Kurven gegeben sein. Denn nur bei diesem sind die Redoxreaktionen (14) und (15) gleich schnell, d. h. die Reaktion (15) verbraucht in einer bestimmten Zeit genau die Menge an Elektronen, die in dieser Zeit von Reaktion (14) geliefert werden. Nur wenn dies der Fall ist, kann sich ein stationäres Mischpotential einstellen. Sonst würde das Potential entweder zu- oder abnehmen. Bis der stationäre Wert $E_{H,M}$ erreicht ist.

Das Mischpotential hat nun eine Reihe von Besonderheiten gegenüber einem Gleichgewichtspotential. Das Gleichgewichtspotential ist nur von den thermodynamischen Eigenschaften des zugrunde liegenden Redoxpaares abhängig und sollte praktisch an jedem Elektrodenmaterial den gleichen Wert liefern. Dies gilt nicht für die Potentialabhängigkeit der Reaktionsgeschwindigkeit. Die Reaktionsgeschwindigkeit ist als kinetische Größe (z. B. von Material und Beschaffenheit des Elektrodenmetalls) abhängig. In Abb. 4 ist dies angedeutet: Bei Änderung des Elektrodenmaterials ist angenommen, dass sich für das Redoxpaar 1 dadurch nichts ändert, wohl aber für das Redoxpaar 2. Für dieses tritt anstatt der Kurve II die Kurve II' auf. Dies bewirkt dann das Auftreten eines anderen Mischpotentials ($E_{H,M}'$).

Weiterhin folgt aus diesen Überlegungen, dass das Mischpotential an der Elektrode mit dem Ablauf der Reaktion

$$R_1 + Ox_2 \rightarrow Ox_1 + R_2 \tag{16}$$

der Summe der Teilreaktionen (14) und (15) verbunden ist. Dadurch wird das Messsystem stofflich verändert, was in einem bestimmten Zeitraum ebenso zu einer Veränderung des zu messenden Redoxpotentials führen kann.

Auch durch den Einfluss von Sauerstoff kann es zur Mischpotentialbildung kommen. Angenommen es liegt nur

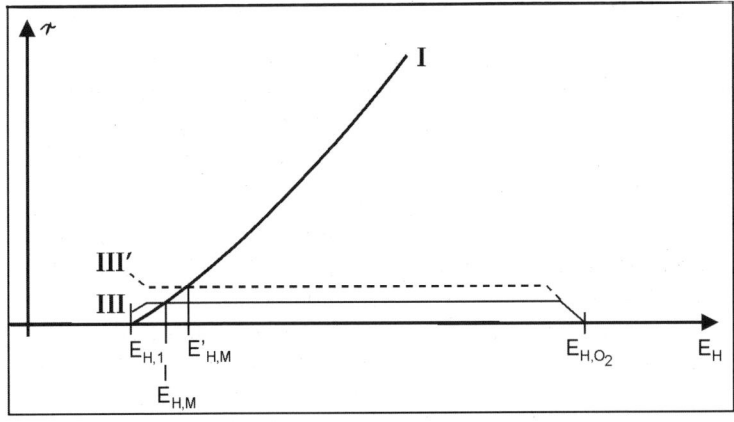

Abb. 5: Sauerstoffeinfluss auf das Redoxpotential

Quelle: Wolf

das Redoxpaar 1 vor, wobei gleichzeitig O_2 in der Lösung anwesend ist. Dann kann sich eine Situation ergeben, wie sie in Abb. 5 dargestellt ist.

Es bildet sich ein Mischpotential zwischen $E_{H,1}$, dem Gleichgewichtspotential des Redoxpaares 1 und dem Gleichgewichtspotential E_{H,O_2} des Sauerstoffs aus. Dies bedeutet, dass beim Mischpotential die Redoxreaktion (14) und die Redoxreaktion

$$0,5\ O_2\ +\ 2\ H^+\ +\ 2\ e^-\ \rightarrow\ H_2O \qquad (17)$$

bzw. als Gesamtreaktion

$$R_1\ +\ 0,5\ O_2\ +\ 2\ H^+\ \rightarrow\ Ox_1\ +\ H_2O \qquad (18)$$

ablaufen. Die für die O_2-Reduktion eingezeichnete Kurve III ist typisch für Reaktionen, deren Geschwindigkeit durch die Diffusionsgeschwindigkeit eines Reaktanten – hier des gelösten Sauerstoffs – kontrolliert wird. Eine solche Kurve wird natürlich durch Rühren beeinflusst. Dies ist in Abb. 5 angedeutet: Bei stärkerem Rühren gilt Kurve III'. Wie man sieht, verschiebt Rühren das messbare Potential zu positiveren Werten. Bei einem Gleichgewichtspotential sollte man dagegen keinen Rühreinfluss beobachten.

5 Weitere wichtige elektrochemische Parameter
5.1 pH-Wert

Außer dem Redoxpotential sind noch einige andere elektrochemische Parameter für die Qualitätsdifferenzierung bedeutsam. An erster Stelle ist hier der pH-Wert zu nennen, dessen Kenntnis nach Gleichung (8) auch für die Berechnung des Potentials $E_H{'}$ erforderlich ist (vgl. S. 81).

Dass der pH-Wert ein Indikator für die Qualität von Lebensmitteln ist, erscheint nicht verwunderlich. Schließlich hat er eine große Bedeutung für den Stoffwechsel. Der verläuft in Form zahlreicher chemischer Reaktionen in den Zellen eines Organismus'. Die verschiedenen Zellen weisen bei allen Unterschieden Gemeinsamkeiten in ihrem Aufbau auf. Sie besitzen eine Hülle, eine Plasmamembran, die den Zellinhalt von seiner Umgebung abtrennt. Trotzdem erlaubt sie einen Austausch von bestimmten Ionen und Molekülen sowie von Signalen zwischen dem Zellinneren und der Umgebung der Zelle.

Innerhalb der Zellmembran befindet sich das Zytoplasma. Dieses ist eine kolloidale wässrige Lösung, das Zytosol, in dem unlösliche Partikel verteilt sind. Gelöst enthält das Zytosol Enzyme und Coenzyme, Aminosäuren, Nukleotide, Ribonukleinsäuremoleküle, verschiedene Metabolite und anorganische Ionen, z. B. Wasserstoffionen. Alle diese Komponenten sind an den biochemischen Reaktionen des Metabolismus beteiligt.

Eine besondere Bedeutung besitzen dabei in vielen Fällen die Wasserstoffionen. Dies erklärt den Einfluss des pH-Wertes. Ist er doch eine Maßzahl für die Wasserstoffionenkonzentration.

Die Wasserstoffionen wirken auf die Lebensvorgänge in doppelter Hinsicht ein (vgl. S. 81):

- Zum einen beeinflussen sie – falls sie Reaktionspartner von Stoffwechselprozessen sind – deren Gleichgewichtslage (thermodynamischer Effekt),
- zum anderen die Geschwindigkeit von Stoffwechselreaktionen (kinetischer Effekt).

Der thermodynamische Einfluss kommt in der bereits besprochenen Abhängigkeit des Redoxpotentials vom pH-Wert zum Ausdruck. Die Stoffwechselteilprozesse können nur dann ablaufen, wenn die Redoxpotentiale „passen". Dies kann durch eine Verschiebung des pH-Wertes verhindert werden.

Daneben kann auch der zweite oben genannte Effekt eine Rolle spielen, der Einfluss des pH-Wertes auf den zeitlichen Verlauf von Stoffwechselvorgängen. Dies gilt vor allen Dingen deshalb, weil es sich hier um spezielle katalytische Reaktionen handelt. Ist der jeweils erforderliche Katalysator nicht anwesend oder befindet er sich in einem Zustand, in dem er nicht katalytisch wirksam ist, wird die zugehörige Reaktion stark verlangsamt. Das kann dazu führen, dass sie praktisch nicht mehr bemerkt wird, obwohl sie exergonisch ist.

Die Katalysatoren der Stoffwechselprozesse sind die Enzyme. Diese sind hoch komplizierte Biomoleküle, deren Struktur durch Reaktion mit Wasserstoffionen häufig verändert wird.

Dadurch wird auch ihre katalytische Wirksamkeit beeinflusst.

Im gesunden Organismus wird der pH-Wert in den verschiedenen intra- und extrazellulären Kompartimenten jeweils auf dem Stand gehalten, bei dem die dort wirksamen Enzyme ihr Aktivitätsmaximum haben.

Der jeweils optimale pH-Wert in den verschiedenen Kompartimenten eines Organismus wird durch spezielle Puffersysteme aufrechterhalten (vgl. S. 81ff.).

Der pH-Wert kann sowohl Aussagen über den Gesundheitszustand von Lebewesen als auch über die Qualität von Lebensmitteln machen. Bei Lebensmitteln kann ein nicht arttypischer pH-Wert einen krankhaften Zustand widerspiegeln, der durch artfremde Produktions- oder Verarbeitungsmethoden verursacht wurde.

5.2 Elektrische Leitfähigkeit/Widerstand

Eine weitere elektrochemische Größe, die sich in zahlreichen Untersuchungen als relevant für die Qualitätsbeurteilung von Lebensmitteln erwiesen hat, ist der spezifische Widerstand ρ bzw. die Leitfähigkeit $\kappa = 1/\rho$ einer Lebensmittel-Probe.

Lebensmittelproben zeigen unterschiedlich große elektrische Leitfähigkeiten. Nach der experimentellen Erfahrung steht die elektrische Leitfähigkeit ebenfalls mit der Lebensmittelqualität im Zusammenhang (vgl. S. 83f.).

Zunächst zeigt das Vorhandensein von elektrischer Leitfähigkeit einer Probe, dass diese bewegliche elektrische Ladungsträger enthält. In wässriger Lösung, d.h. in allen lebenden Systemen, kommen hierfür nur Ionen in Frage. Denn frei im elektrischen Feld bewegliche Elektronen kommen zwar in Festkörpern vor, normalerweise aber nicht in wässrigen Lösungen.

Mit der Existenz von Ionen in Lebensmitteln haben wir uns bereits beschäftigt, denn der pH-Wert trifft Aussagen über das Vorkommen von Wasserstoff- und Hydroxidionen. Daneben kommen aber noch zahlreiche andere Ionensorten vor, z.B. Hydrogenkarbonat- und Phosphationen als Bestandteile von Puffersystemen.

Das Phosphat spielt auch noch in anderer Hinsicht eine wichtige Rolle: Es ist ein Reaktant bei der Adenosintriphosphat-Synthese, durch die im Organismus freie Enthalpie gespeichert wird. Schließlich sind Kalium- und Natriumionen bei der Nervenleitung von Bedeutung, und weitere andere Ionen sind wichtig für die Lebensvorgänge. Alle in der Messprobe vorliegenden Ionenkonzentrationen bestimmen zusammen die Leitfähigkeit bzw. den spezifischen Widerstand der Probe.

Bei vielen Messproben hat man festgestellt, dass der spezifische Widerstand umso höher ist, je naturbelassener und gesünder die Lebensmittelprobe ist. Allerdings gilt dies offenbar nur dann, wenn es sich bei der Probe um eine Zellaufschlämmung handelt. Dies könnte damit zusammenhängen, dass bei qualitativ höherwertigen Lebensmitteln die Zellwände intakter sind, so dass die Ionen schwieriger in die extrazelluläre Messflüssigkeit gelangen. Bei einer klaren Flüssigkeit wie einem Wein gelten wieder andere Verhältnisse. Man muss also bei der Untersuchung darauf achten, dass der Wert des spezifischen Widerstandes in einem arttypischen Bereich liegt.

6 P-Wert als elektrochemischer Index-Wert
6.1 Kombinationen elektrochemischer Parameter

Zahlreiche Messergebnisse haben gezeigt, dass man die elektrochemischen Merkmale Redoxpotential, pH-Wert und elektrische Leitfähigkeit bzw. spezifischer Widerstand, die einzeln an einer Probe gemessen werden, zu einer aussagekräftigen abgeleiteten Größe, dem so genannten P-Wert, verknüpfen kann.

6.2 Ableitung und Aussage des P-Wertes

Die Bezeichnung P-Wert ergibt sich daraus, dass die Einzelgrößen Redoxpotential bzw. rH-Wert, pH-Wert und elektrische Leitfähigkeit bzw. spezifischer Widerstand per definitionem so kombiniert werden, dass daraus eine Größe mit der Dimension einer Leistung resultiert. Unter Verwendung des Redoxpotentials kann man die Definitionsgleichung folgendermaßen formulieren:

$$P = (E_H^2 \cdot cm) / \rho \qquad (19)$$

Die Einheit des so definierten P-Wertes ergibt sich aus folgender Einheitengleichung:

$$[P] = ([E_H]^2 \cdot cm) / [\rho] = (V^2\,cm) / (\Omega\,cm) = V^2 / (V/A) = VA = W$$

Es ergibt sich also die Leistungseinheit Watt. Entsprechend der Größenordnung der auftretenden Messwerte gibt man P üblicherweise in Mikrowatt (μW) an.

In der Definitionsgleichung (19) kommt der pH-Wert nicht vor. Er ist aber implizit enthalten. Denn das gemessene Redoxpotential wird vom pH-Wert determiniert.

Man kann den pH-Wert unter Anwendung der Nernstschen Gleichung jedoch auch explizit in die Gleichung (19) einführen, indem man das auf pH=7 bezogene Redoxpotential $E_H{'}$ (s. Gleichung 8) verwendet:

$$P = \{(E_H{'} - E_N \cdot (pH - 7))^2 \cdot cm\} / \rho \tag{20}$$

Eine andere Möglichkeit besteht darin, das Redoxpotential in einer anderen Form, durch den so genannten rH-Wert, anzugeben. Zu diesem dimensionslosen Parameter kommt man auf folgendem Weg: Das Redoxpotential sagt etwas über die reduzierende bzw. oxidierende Wirkung einer Messprobe aus, jedoch nichts über das spezielle Redoxsystem, welches für dieses elektrochemische Verhalten verantwortlich ist. Wie bereits ausgeführt wurde, ist im Falle von biologischen Proben im Allgemeinen nicht damit zu rechnen, dass sich dabei um ein einziges Redoxpaar handelt. Vielmehr wird man annehmen müssen, dass das messbare Redoxpotential ein Mischpotential ist, das von mehreren in der Probe vorliegenden Redoxsystemen mehr oder weniger stark mitbestimmt wird. Zur Definition des rH-Wertes ordnet man diesem (Misch-)Potential nun willkürlich eine Redoxreaktion zu, die normalerweise nicht tatsächlich für die Potentialeinstellung verantwortlich ist, nämlich die Elektrodenreaktion der Wasserstoffelektrode:

$$H_2 \rightarrow 2\,H^+ + 2\,e^- \tag{21}$$

Die zugehörige Nernstsche Gleichung lautet:

$$E_H = -(E_N/2)*\log(p_{H_2}/p_0) - E_N*pH \tag{22}$$

In dieser Gleichung gibt p_{H2} den Partialdruck an, dem der Wasserstoff an der Elektrode unterliegt. p_0 bezeichnet den als Standardgasdruck festgelegten Druck von 1,013 bar. Der rH-Wert wird nun – ähnlich wie der pH-Wert – durch die Definitionsgleichung

$$rH = -\log(p_{H_2} / p_0) \qquad (23)$$

festgelegt. Damit erhält die Nernstsche Gleichung 22 die Form

$$E_H = E_N * (0{,}5*rH - pH) \qquad (22a)$$

Der rH-Wert gibt also an, unter welchem Partialdruck der Wasserstoff an der Elektrode vorliegen müsste, damit eine Wasserstoffelektrode in einer Lösung mit dem gemessenen pH-Wert das Redoxpotential aufweisen würde, das an der Messelektrode tatsächlich gemessen wurde. Man kann daher jedem gemessenen Redoxpotential eindeutig einen bestimmten rH-Wert zuordnen, obwohl der Zusammenhang des gemessenen Redoxpotentials mit der Wasserstoffelektrode rein formal ist.

Beispiel:

An einer Probe wurden pH=7 und das Redoxpotential E_H=0,358V gemessen. Dann ist rH=(0,358 V + 0,059 V*7)/0,0295 V = 0,771/0,0295 = 26,14. Einem Redoxpotential von 0,358V entspricht also ein rH von 26,14. Das bedeutet, in der gegebenen Lösung hätte eine Wasserstoffelektrode das Redoxpotential 0,358 V, wenn der Wasserstoff an der Elektrode unter dem Partialdruck 1,013 bar * $10^{-26,14}$ = 7,34 * 10^{-27} bar vorläge.

Setzt man die Gleichung (22a) in Gleichung (19) ein, so erhält man für den P-Wert

$$P = \frac{3{,}5000 \cdot 10^{-3} V^2 \cdot cm \cdot (0{,}5 \cdot rH - pH)^2}{\rho}$$

Die experimentellen Resultate zeigen, dass der P-Wert als Prozessindikator (Index-Wert) für eine kontinuierliche betriebliche Prozess- und Qualitätskontrolle sehr gut geeignet ist. Denn hohe Produktqualität ist häufig mit einem niedrigen P-Wert verbunden. Allerdings bedeutet das nicht, dass der nied-rigste P-Wert immer der optimale sei. Bei Verwendung des P-Wertes als Screening-Aussage sollte man sich auf Werte konzentrieren, die produktspezifisch optimale Situationen kennzeichnen.

7 Methodische Konsequenzen

Die theoretischen Ausführungen legen nahe, dass eine Standardisierung und Validierung des Verfahrens zur Messung der Redoxpotentiale von Lebensmittelproben erforderlich ist. Dies ist besonders für den Vergleich von Messdaten wichtig. Für einige Produkte ist die Validierung bereits erfolgreich abgeschlossen worden. Die Laborstandardisierung für die einzelnen Produkte bleibt eine ständige Herausforderung.

Am einfachsten gestaltet sich die Potentialmessung, wenn eine flüssige Probe zur Verfügung steht. In diese Messflüssigkeit werden die Messelektrode und eine geeignete Referenzelektrode eingetaucht. Als solche kommt eine Silber/Silberchloridelektrode in Frage, deren Elektrolyt über ein Diaphragma mit dem Messelektrolyten in Verbindung steht. Die beiden Elektroden werden an die Potentialmesseinrichtung angeschlossen.

Eine wichtige Rolle spielt die Messelektrode. Wegen der beschriebenen Mischpotentialbildung ist eine Abhängigkeit der Messwerte von Material und Oberflächenstruktur der Elektrode zu erwarten. Man sollte sich daher auf ein Elektrodenmetall, z.B. Platin, beschränken. Durch eine standardisierte Vorbehandlung der Elektrode sollte eine reproduzierbare Oberflächenstruktur erzeugt werden.

Wie bereits ausgeführt, kann auch der Sauerstoffeinfluss für die Messungen von Bedeutung sein. Er könnte dadurch ausgeschaltet werden, dass man in Stickstoff- oder Argonatmosphäre misst. Dadurch wird allerdings der experimentelle Aufwand erheblich vergrößert. Das Vorliegen eines Mischpotentials kann auch – besonders bei einer Beteiligung der O_2-Redoxreaktion – zur Abhängigkeit des Messwertes von der Bewegung der Messlösung führen. Es erscheint deswegen auch sinnvoll, die Messprobe mit einer definierten Rotationsgeschwindigkeit zu rühren.

Zur Berechnung des auf den Standard-pH-Wert=7 bezogenen Wertes E_H' des Redoxpotentials ist eine gleichzeitige Messung des pH-Wertes der Messprobe erforderlich.

Die Messung des pH-Werts wird auch benötigt, wenn man die Redoxpotentialmessung durch eine Bestimmung des P-Wertes ergänzen will. Dies erfordert zusätzlich noch die Untersuchung der Leitfähigkeit. Diese drei Komponenten des P-Wertes – Redoxpotential, pH-Wert und Leitfähigkeit – können in der gleichen Probenlösung gemessen werden. Bei der Bestimmung des pH-Wertes handelt es sich wie bei der des Redoxpotentials um die Messung der Zellspannung einer Galvanischen Zelle. Diese besteht in beiden Fällen aus einer Messelektrode und einer Referenzelektrode, die in die Probelösung als Elektrolyt tauchen. Als Referenzelektrode kann in beiden Fällen das gleiche elektrochemische System, z. B. eine Silber/Silberchlorid-Halbzelle, verwendet werden.

Dagegen unterscheiden sich die jeweils erforderlichen Messelektroden: Für die Redoxmessung ist die bereits erwähnte Platinelektrode geeignet, für die pH-Messung verwendet man im Allgemeinen eine Glaselektrode. Für die Messung der beiden Parameter kann man die gleiche Potentialmesseinrichtung verwenden.

Dies gilt nicht für die Leitfähigkeitsmessung. Denn hier handelt es sich um einen anderen Typ elektrochemischer Messungen. Hier wird im Wesentlichen eine Elektrolyse durchgeführt. Damit dabei der Elektrolyt (= die Probenlösung) nicht verändert wird, arbeitet man dabei nicht mit Gleichstrom, sondern mit hochfrequentem Wechselstrom und misst die Impedanz der Zelle. Die Bedingungen gibt man dabei so vor, dass der Widerstand der gesamten Zelle im Wesentlichen durch den Widerstand der Elektrolytlösung gegeben ist.

Die diskutierte Methode zur Qualitätsdifferenzierung von Lebensmitteln durch die Messung von Redoxpotential und Reduktionskapazität ist naturwissenschaftlich fundiert. Denn thermodynamisch lässt sich ein Zusammenhang des Redoxpotentials mit der Neigung von Lebensmitteln zur Erzeugung geordneter Strukturen im Organismus nachweisen.

Weiterhin zeigt die vorstehende Diskussion die Beziehung zwischen Redoxpotential und antioxidativer Wirkung von Lebensmitteln auf, also deren Einfluss auf die Gesundheit. Dabei bestehen auch Möglichkeiten zur Korrelation der Methode mit anderen Verfahren zur Bestimmung der antioxidativen Wirkung von Lebensmittelproben.

Wie die elektrochemisch/thermodynamische Diskussion zeigt, ist es aber sinnvoll, diese Messungen um die Bestimmung der

Reduktionskapazität zu erweitern. Denn damit erhält man ein quantitatives Maß für die „Nachhaltigkeit" der antioxidativen Wirkung von Lebensmitteln.

Darüber hinaus erscheint es möglich und sinnvoll, die oben beschriebenen Messungen in den medizinischen Bereich zu übertragen. Denn so wie der gesundheitliche Status von Pflanzen und Tieren elektrochemisch untersucht werden kann, so könnte auch der Gesundheitszustand eines Menschen durch Redoxmessungen qualifiziert werden. Allerdings setzt dies besondere Verfahren für die Entnahme von Proben voraus, die in Zusammenarbeit mit Medizinern erst noch erarbeitet werden müssen.

Weiterführende Literatur:

Schrödinger, E.: Was ist Leben?.– Serie Piper München, 1989.

Hoffmann, M. (Hrsg.): Vom Lebendigen in Lebensmitteln – die bioelektronischen Zusammenhänge zwischen Lebensmittelqualität, Ernährung und Gesundheit.– Ökologische Konzepte 92 der Stiftung Ökologie und Landbau, Deukalion Verlag. Holm, 1997.

Anhang

Wirkung und Ordnungsfunktion von EM – Effektiven Mikroorganismen

Ein Gespräch von Frau Mag. Ulrike Hader mit Prof. Dr. Hoffmann

Hader: Im vorliegenden Buch haben Sie in Abb. 1 auf Seite 93 und im Text nur sehr kurz auf die Wirkungen von EM – Effektive Mikroorganismen, hingewiesen. Hat das einen besonderen Grund?

Hoffmann: Das Buch ist für einen breit gestreuten Leserkreis bestimmt, so dass es den Rahmen gesprengt hätte, die spezielle Thematik der EM intensiver zu diskutieren. Ich will aber gerne aus meiner Sicht dazu einige Aussagen machen, zumal das Interesse aus der Praxis stark steigt, aber die wissenschaftlichen Erkenntnisse – zumindest im europäischen Bereich – noch recht spärlich sind.

Hader: Wie sehen Sie dann aus europäischer Sicht die EM?

Hoffmann: Wenn wir systematisch vorgehen, sollte zunächst eine wissenschaftliche Standortbestimmung vorgenommen werden. Denn die Meinungen zu EM werden vielfach kontrovers diskutiert. Um die Diskussionen zu versachlichen, empfiehlt der große Philosoph, Mathematiker und Naturwissenschaftler Renè DESCARTES (1596-1650):

> *„Um in den Besitz der Wahrheit zu gelangen, muss man einmal in seinem Leben alle Ansichten, die einem beigebracht wurden, aufgeben, und sein Gedanken- und Wissenssystem von Grund auf neu errichten!"*

Würde man diese Empfehlung allgemein berücksichtigen, kämen mehr Bescheidenheit und Fortschritt in wissenschaftliche Auseinandersetzungen. DESCARTES benennt, was Fortschritt besagt: das Bestehende ständig zu hinterfragen, das Gute und Bewährte zu akzeptieren und zu fördern, sich vom Falschen möglichst schnell zu trennen und offen für Neues zu sein.

Das Thema „EM – Effektive Mikroorganismen" eröffnet durch die Arbeiten von Teruo HIGA eine neue Diskussion, nachdem schon Hans Peter RUSCH mit seinem Buch „Bodenfruchtbarkeit" wertvolle Vorarbeit speziell für den Bio-Landbau geleistet hat.

Hader: Warum geht es dann bei uns wissenschaftlich so schleppend voran?

Hoffmann: Wissenschaft hat die Aufgabe, Wissen zu schaffen! Unsere Erwartungen an die Wissenschaft sind sehr groß und die Enttäuschungen vielfach noch größer. Das hängt damit zusammen, dass wir meist die Rahmenbedingungen und die selbst gesetzten Grenzen für wissenschaftliche Erkenntnisse nicht kennen oder akzeptieren wollen. Sie lauten:
– die Erkenntnisse müssen naturgesetzlich und
– die Ergebnisse wiederholbar sein.

Viele Enttäuschungen im EM-Bereich beruhen mitunter auf Ignoranz. Man will nicht zur Kenntnis nehmen, dass das wissenschaftlich Erklärbare nur einen kleinen Teil und nicht das Ganze der wahrnehmbaren Realität abdeckt.

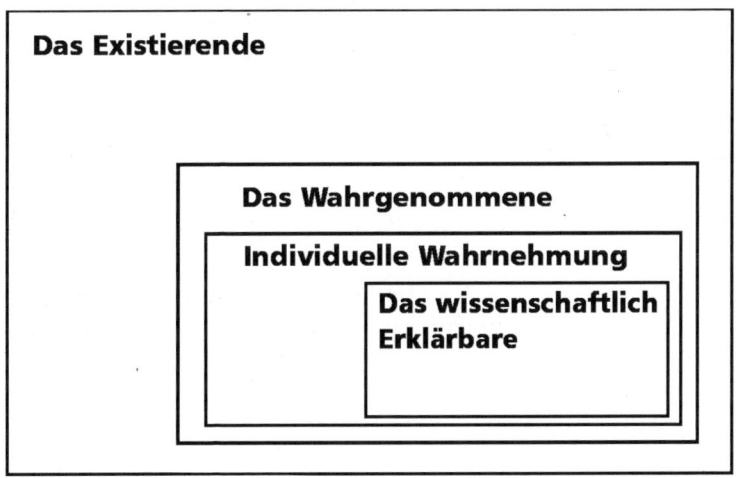

Die verborgenen Anteile der Realität

Quelle: n. Köhler

Hader: Wo siedeln Sie dann die EM-Entwicklung zum gegenwärtigen Zeitpunkt an?

Hoffmann: Mit dem Einsatz von EM bewegen wir uns im Bereich des Lebendigen, einem Arbeitsgebiet, das mit der Medizin viele Parallelen hat. So möchte ich gern den berühmten Chirurgen Ferdinand SAUERBRUCH zitieren:

„Die Medizin selbst kann und darf nicht Wissenschaft sein!"

Auch wenn das seine heutigen Kollegen auch noch nicht gerne hören, so hat SAUERBRUCH doch Recht!

Wissenschaftliche Forschung am Menschen ist notwendig und legitim. Erfolgreiche ärztliche Tätigkeit am Krankenbett muss aber zusätzlich die Individualität des Patienten einbeziehen. Damit wird ärztliche Tätigkeit zur Kunst, denn Kunst = Wissen + Können.

Das ist der Unterschied zur exakten Wissenschaft des Mathematikers, Chemikers oder Physikers.

Hader: Warum wird hier so streng unterschieden?

Hoffmann: Weil wir uns an zwei unterschiedlichen Systemen zu orientieren haben. Im Bereich des Lebendigen haben wir es in der Praxis meist mit offenen Systemen zu tun, im Gegensatz zu den Forschungen in bzw. an geschlossenen Systemen, bei denen ganz andere Phänomene zu beobachten sind.

Hader: Damit weisen Sie, offensichtlich mit Recht, auf einen „künstlerischen" Ansatz bei der Anwendung von EM-Produkten hin.

Hoffmann: Sehr richtig. Zur Standortbestimmung von EM-Anwendung ist es wichtig zu wissen, dass wir es auch mit offenen Systemen zu tun haben und wir damit nur einen begrenzten Teil der Wirkungen und Erfolge dem reinen Wissen zuschreiben können!

Es ist also immer zu berücksichtigen, dass man „Künstler" ist und auch den Mut haben muss, es bleiben zu wollen.

Diese Aussage schränkt unsere Aufgabe als Wissenschaftler nicht ein. Vielmehr ist es unsere Verpflichtung, das zu erforschen, was mit unseren Messmethoden erforschbar ist. Aber auch das als Realität hinzunehmen, was eben nicht – oder noch nicht – erforschbar ist.

Hader: Was sind aber nun die naturwissenschaftlich erkennbaren Wirkungen und die möglichen Ordnungsfunktionen von EM-Anwendungen?

Hoffmann: Das ist ein ganzes "Wirkungs-Paket", das ich Ihnen nur sehr vorsichtig aufschnüren möchte. Die vielen Beschreibungen und praktischen Erfahrungen zum Einsatz von EM-Produkten ergeben ein ganzes Bukett von Wirkungen, die – etwas strukturiert – hier nur knapp angesprochen werden können.

Erstens: Düngungs- bzw. Nährstoffeffekte.
Zweifellos werden über die organischen Reste bei der Bokashi-Anwendung auch Nährstoffe in einer besonders gut fermentierten Form den Pflanzenwurzeln bei der Düngung bzw. den Tieren bei der Fütterung zugeführt. Da diese Effekte aber allgemein bekannt sind, soll sie hier nicht weiter diskutiert werden.

Zweitens: Enzymatische Wirkungen.
Die Bokashi-Herstellung ist eine Fermentation, d.h. eine Umsetzung organischer Bestandteile durch Mikroorganismen, vergleichbar einer Sauerkraut- oder Sauerteig-Herstellung. Dabei entstehen Enzyme.
Enzyme sind Eiweiße, die in ganz geringen Mengen chemische Reaktionen katalysieren. Das heißt, dass sie für bestimmte Prozesse notwendig sind, sich dabei selbst aber nicht verbrauchen. Enzyme spielen eine tragende Rolle im Stoffwechsel aller Lebewesen. Sie langt von der Verdauung bis zum Kopieren von Erbinformationen. So z.B. katalysieren die Oxidoreduktasen die Redoxreaktionen, auf die im vorliegenden Buch eingehend eingegangen worden ist.
Für die Praxis ist es wichtig zu wissen, dass diese katalytischen Aktivitäten nur in ganz bestimmten pH-Bereichen optimal ablaufen. In vielen Fällen ist es der neutrale pH-7-Bereich. Für die Verdauung im Magen liegt er bei pH=2. Dazu vergleichen Sie bitte die Abbildung 8, Seite 82 im Buch. Die Kenntnis der pH-Werte im jeweiligen Reaktionsraum ist also eine wichtige Voraussetzung für eine optimale Nutzung der Enzymaktivitäten in EM-Produkten.

Drittens: Mikrobiologische Effekte.
Mikrobiologische Wirkungen in Pflanzen, Tieren und Men-

schen nach EM-Anwendung sind in der einschlägigen Literatur schon vielfach angesprochen worden. Ich möchte die Aufmerksamkeit auf einen Bereich lenken, der vielleicht noch nicht so im Blickfeld liegt: der Korrosionsschutz.

Robin HARDER hat in einer Bachelor-Arbeit die Rostschutz-Wirkung von EM-Produkten auf Betonstahl nachgewiesen. Er unterstützt das Hauptanliegen des vorliegenden Buches, indem er schreibt: „Die verschiedenen Messwerte deuten darauf hin, dass Medien, welche mit EMa oder EM-X-Keramikpulver versetzt wurden, in ihrer Charakteristik eher reduzierend sind. Vor allem im alkalischen Bereich kann EM-X-Keramikpulver deshalb die Gefahr von Lochfraßkorrosion unter Umständen erheblich reduzieren."

Nachdem Redoxvorgänge und ihre gesundheitliche Bedeutung im Buch sehr ausführlich angesprochen worden sind, möchte ich nur einige Ergänzungen hinzufügen:
Die Redoxmessungen an Tomatensorten nach Einsatz von EMa, wie sie Abb. 11 auf Seite 93 widerspiegelt, zeigen, dass unter gleichen Boden- und Witterungsbedingungen die genetische Prägung der Sorte, der pH-Wert und die Mittel-Dosierung einen entscheidenden Einfluss auf die Wirksamkeit der EM-Produkte haben. Deshalb sind Verallgemeinerungen wissenschaftlich immer sehr kritisch zu hinterfragen. Vor jedem EM-Einsatz ist daher nach Möglichkeit die individuelle Präferenz einer Sorte abzuklären, um optimale Wirkungen erzielen zu können.

Zu bedenken ist auch: Selbst wenn keine Ertragssteigerung mit dem EM-Einsatz verbunden ist, so können doch starke elektronenenergetische Effekte bewirkt werden. Bei Berücksichtigung der Tatsache, dass 18 mV Potentialunterschied jeweils eine Verdoppelung des Elektronenangebots für den Körper bedeuten, brachte der EM-Einsatz – hier ist nochmals auf Abbildung 11 zu verweisen – ein ca. 40% bzw. 100% höheres Elektronenangebot.
Bei der Beurteilung von Redoxpotential-Kurven gilt es grundsätzlich, zwei Dinge zu berücksichtigen: Sie hinken dem aktuellen Keimwachstum zeitlich etwas nach und sie haben eine gewisse „Grundempfindlichkeit". Das bedeutet, Parameter werden erst ab einer bestimmten Keimzahlhöhe messtechnisch erfassbar.

Trotzdem erwies sich die Redoxmessung aufgrund vieler Untersuchungen auch an der Bundesanstalt für Fleischforschung in Kulmbach als sehr praxisrelevant. Wolfgang RÖDEL und Rainer SCHEUER stellen fest: „Diese Art der elektrischen Mikrobiologie ist aufgrund der guten Standardisierbarkeit der Methode als Grundlage für jede Art von Untersuchung des Keimverhaltens einsetzbar. Das vorgestellte Messverfahren bietet neben der generellen Zeit- und Kosteneinsparung bei bestimmten Fragestellungen auch den Vorteil, auf die klassische sehr arbeitsintensive Keimzählung verzichten zu können."

Damit können das standardisierte Bodenbebrütungs-Verfahren und die Laborstandards für die verschiedenen Produktgruppen in Verbindung mit dem validierten Messkonzept der Fa. EQC als Grundlage für eine methodische Weiterentwicklung für die EM-Forschung angesehen werden.

Viertens: Thermodynamische und ordnungsstrukturelle Wirkungen.

Für die Beurteilung der thermodynamischen und ordnungsstrukturellen Wirkungen von Effektiven Mikroorganismen gibt der Nobelpreisträger Erwin SCHRÖDINGER die entscheidenden Hinweise, wenn er schreibt:

> *„Der Kunstgriff mittels dessen ein Organismus sich stationär auf einer hohen Ordnungsstufe hält, besteht in Wirklichkeit aus dem fortwährenden Aufsaugen von Ordnung aus der Umwelt ..."*

An anderer Stelle spricht SCHRÖDINGER von den Nahrungsmitteln als den „Ordnungs- und Strukturelementen unseres Körpers".

Im vorliegenden Buch sind die thermodynamischen Zusammenhänge zwischen dem mikrobiologisch beeinflussten Redoxpotential und dem „Ordnungsgewinn" durch Verringerung der Entropie für den Organismus nachvollziehbar abgeleitet: 10 mV Potentialunterschied bedeuten einen Ordnungsgewinn von 3,24 J/(K∗mol) beziehungsweise von 3,24 Ws/(K∗mol).

Konkret bedeutet das für Abb. 11: Wenn bei gleicher Temperatur die gleiche Menge an Tomaten als EM-Produkt bzw. in der Kontrolle verzehrt würden, so käme dem Körper mit den EM-Produkten eine höhere Ordnungsenergie – messbar in J oder Ws – zugute. Mit dieser kann der Körper seine

Ordnungsaufgaben intensiver durchführen als beispielsweise mit dem Kontrollprodukt.

Wenn Krankheit Unordnung und Gesundheit Ordnung bedeuten, dann werden auf diese Weise Zusammenhänge zwischen den mikrobiologischen Einflüssen und der körperlichen Befindlichkeit deutlich und sind auch nutzbar zu machen. So gesehen befinden wir uns bei den gesundheitsförderlichen Einflüssen von EM-Produkten nicht nur im Erfahrungs-, sondern auch im Bereich naturwissenschaftlicher Nachvollziehbarkeit – obwohl noch viel wissenschaftliches Neuland mit Chancen und Risiken vor uns liegt.

Was uns wissenschaftlich in diesem Neuland erwarten kann, nimmt der große Physiker Werner HEISENBERG vorweg, wenn er sagt:

> *„Wenn wirkliches Neuland betreten wird, kann es vorkommen, dass nicht nur neue Inhalte aufzustellen sind, sondern dass auch die Struktur des Denkens sich ändern muss, wenn man das Neue verstehen will."*

Fünftens: Informatorische Effekte.

Dieser Gedanke HEISENBERGS gilt insbesondere für den Einsatz von EM-Keramiken usw. Hier ist besonders an die Bedeutung des Wassers als Lebensgrundlage zu erinnern, denn in vielen Fällen dürften EM-Keramik-Effekte erst über Wasserkontakte nutzbar werden. Wenn Leben aber in Interaktion mit Informationsaufnahme und Informationsspeicherung durch Wasser betrachtet wird – wie neue Forschungsansätze erkennen lassen – dann wird ein völlig neues Buch in der EM-Anwendung mit unvorhersehbarem Schlusskapitel aufgeschlagen bzw. geschrieben werden.

Hader: Sie haben aus wissenschaftlicher Sicht ein sehr realistisches Bild zum gegenwärtigen Stand der EM-Technologie gezeichnet. Wie sehen Sie die Zukunft?

Hoffmann: Lassen Sie mich mit einem Zitat des Philosophen Arthur SCHOPENHAUER die Zukunft andeuten:

> *„Jedes Ding durchläuft bis zu seiner Anerkennung drei Stufen: in der ersten erscheint es lächerlich, in der zweiten wird es bekämpft, in der dritten gilt es als selbstverständlich."*

Wilhelm BUSCH formuliert die gleiche Weisheit auf seine Weise, wenn er sagt:

„Wer andern etwas vorgedacht,
wird jahrelang erst ausgelacht.
Begreift man die Entdeckung endlich,
so nennt sie jeder selbstverständlich!"

Deswegen hat EM – Effektive Mikroorganismen meines Erachtens eine glänzende Zukunft vor sich, weil sich die Welt verändert, wenn viele kleine Leute an vielen kleinen Orten viele kleine Schritte tun!

Hader: Ich danke Ihnen.

Frau Mag. Ulrike Hader ist eine der ersten und engsten Vertrauten von Prof. Higa und hat auf mehrfachen Reisen nach Japan das EM-Verfahren original kennengelernt. Als Geschäftsführerin der Multikraft Produktions- und HandelsgmbH führte Sie bereits 1997 die EM-Technolgie im deutschsprachigen Raum ein und zeichnet für den Aufbau der modernsten EM-Produktion in Europa verantwortlich. Sie leistet umfangreiche private Forschungs-Förderung zur wissenschaftlichen Fundierung der EM-Anwendung in der Praxis.

Weiterführende Literatur:
Harder, R.: Einfluss von Effektiven Mikroorganismen auf das Korrosionsverhalten von Betonstahl.– ETH Zürich, Institut für Baustoffe, Bachelorarbeit, 2006.
Rusch, H.P.: Bodenfruchtbarkeit – Eine Studie biologischen Denkens.– Organischer Landbau-Verlag, Xanten, ISBN 3-922201-45-8.
Rödel, W. u. Scheuer, R.: Zur Beziehung von Redoxpotential und Keimwachstum.– In: Fleischwirtschaft Nr. 9 (2003).

EM Ländervertretungen:

Die EM Ländervertretungen sind für den Informationstransfer und die Verbreitung der EM Technologie der von Prof. Dr. Teruo Higa aus Okinawa, Japan, entwickelten EM Technologie verantwortlich.

Schweiz
EM Schweiz AG
Titlisstrasse 11, 6020 Emmenbrücke
Tel.: +41 (0)41 / 2 60 44 74, Fax: +41 (0)41 / 2 60 44 92
www.em-schweiz.ch, info@em-schweiz.ch

Deutschland
EMIKO Handelsgesellschaft mbH
Gut Dützhof, Vorgebirgsstraße 99
53913 Swisttal-Heimerzheim
Tel.: +49 (0)22 22 / 93 95-0, Fax: +49 (0)22 22 / 97 81 37
www.emiko.de, info@emiko.de

Österreich
MULTIKRAFT Produktions- und HandelsgmbH
4632 Pichl/Wels, Sulzbach 17
Tel.: +43 (0)72 47 / 50 25 00
www.multikraft.com, office@multikraft.at

EM Vereine:

In den deutschsprachigen Ländern Deutschland, Österreich und der Schweiz gibt es gemeinnützige EM-Vereine. Ihr Ziel ist die Verbreitung der Kenntnisse über die Bedeutung regenerativer Mikroorganismen. Insbesondere fördern sie in Theorie und Praxis die EM-Technologie, wie sie von Prof. Teruo Higa entwickelt wurde. Die Vereine stehen für (Fach-) Beratung bereit, unterstützen den Erfahrungsaustausch und organisieren regionale wie internationale Versammlungen und Exkursionen. Auch unterstützen sie soziale Projekte, helfen in Notsituationen wie beim Elbe-Hochwasser 2002 oder der Tsunami-Katastrophe in Asien und fördern wissenschaftliche Untersuchungen über regenerative Mikroorganismen. Die Vereine sind offen für alle EM-Interessierten.

Schweiz
IG EM Schweiz
Werner Wäfler
Eselweidweg 7, 8833 Samstagern
Tel.: +41(0)44 / 7 84 51 89
www.ig-em.ch, info@ig-em.ch

Deutschland
EM e.V. Gesellschaft zur Förderung regenerativer Mikroorganismen
Am Dobben 43 a, 28203 Bremen
Tel.: +49(0)4 21 / 3 30 87 85, Fax: +49(0)4 21 / 3 30 87 95
www.EMeV.info, info@EMeV.info

Österreich
EM e.V. Österreich
Himmelstraße 19, 1190 Wien - Grinzing
www.em-verein.at, info@em-verein.at

Glossar

Antioxidantien: Anorganische oder organische Zusätze zu sauerstoffempfindlichen Stoffen; verhindern Oxidationen. Natürliche Antioxidantien sind u.a. die Ascorbinsäure und Tocopherol.

Beschwerung: Die Beschwerung einer Redoxlösung trifft eine Aussage darüber, wie empfindlich das zu messende Redoxpotential auf Änderungen der Konzentrationen der potentialbestimmenden Redoxkomponenten R und Ox reagiert, wie gut das Redoxpotential also gegen solche Einflüsse gepuffert ist.
Die Beschwerung ist zum einen von der Gesamtkonzentration $c = c_{OX} + c_R$ und zum anderen vom Verhältnis c_{OX}/c_R abhängig. Je größer die Beschwerung ist, umso weniger reagiert das Redoxpotential auf Konzentrationsveränderungen. Wegen der logarithmischen Abhängigkeit des Redoxpotentials vom Verhältnis c_{OX}/c_R zeigen Lösungen, für die bei gegebener Gesamtkonzentration c das Verhältnis c_{OX}/c in der Nähe von Null oder in der Nähe von 1 liegt, eine geringe Beschwerung. Am größten ist die Beschwerung, wenn c_{OX}/c bei 0,5 liegt. Außerdem ist die Beschwerung umso kleiner, je kleiner die Gesamtkonzentration c ist.

Biophotonen: Sehr schwache Photonenemission aus lebenden Systemen. Als primäre Quelle der Biophotonen wird die Desribonukleinsäure (DNA) in Betracht gezogen.

Carotin: Vorstufe des Vitamin A

Enthalpie: Energetische Zustandsgröße der Thermodynamik („Energieinhalt"). Stellt die Summe aus innerer Energie und Verdrängungsenergie dar. Übliches Symbol: H.

Enthalpie: (Freie) Symbol: G. Thermodynamische Zustandsgröße. Stellt ein Maß für die Arbeitsfähigkeit eines Stoffsystems dar.

Entropie: Die Entropie S ist ein Maß für die Unordnung eines Systems. Sie kann berechnet werden aus der „thermodynamischen Wahrscheinlichkeit" W: $S = k \ln W$. W ist dabei die Zahl der Phasenraumzellen (Gebiete gleichen Orts und gleichen Impulses mit einem von der Unschärferelation bestimmten endlichen „Volumen"). Würden sich alle Teilchen in einer Phasenraumzelle bündeln, wäre $W=1$ und $S=0$. Dies entspräche dem Zustand höchster Ordnung. Ein Beispiel ist die Supraleitung. Je mehr Phasenraumzellen besetzt sind, umso ungeordneter wird das System im thermodynamischen Sinne. Die Entropieänderung $\triangle S$ kann bei konstanter Temperatur als Quotient aus Wärmeproduktion $\triangle Q$ und thermodynamischer Temperatur T (in Einheiten Kelvin) gemessen werden. Es gilt: $\triangle S = \triangle Q/T$. So beträgt beispielsweise die Entropieänderung des Eises beim Schmelzen: $\triangle S$ = Schmelzwärme/Schmelztemperatur = 79,5 (cal/g)/273,15 K = 0,29 (cal/g·K).

Enzyme: Die Biokatalysatoren der Zelle sind die Enzyme. Katalysatoren sind Stoffe, die in kleinsten Mengen große Umsätze bewirken, ohne selbst im Endprodukt zu erscheinen oder eine dauernde Umwandlung zu erfahren. Sie setzen die Aktivierungsenergie für chemische Reaktionen herab.

Fließgleich-gewicht:	Dabei handelt es sich um einen stationären Zustand, bei dem sich eine Messgröße nicht mehr oder sehr wenig („quasistationär") verändert, weil sich gegenläufige Vorgänge gerade kompensieren. Z. B. kann beim Stoffwechsel die Konzentration eines Stoffes konstant bleiben, weil in einer gewissen Zeit ebenso viel dieses Stoffes gebildet wird, wie durch Abbaureaktionen verbraucht wird. Durch dieses Fließgleichgewicht bleibt die Stoffkonzentration konstant. Ein anderes Beispiel liefert die Redoxpotentialmessung. Liegt an der Messelektrode ein Mischpotential vor, so bleibt dieses Potential konstant, weil in der Zeiteinheit der Elektrode durch die oxidativen (anodischen) Prozesse gerade ebenso viele Elektronen zugeführt werden wie ihr durch reduktiven (kathodischen) entzogen werden. Im Allgemeinen ist ein Fließgleichgewicht kein thermodynamisches Gleichgewicht, das durch einen minimalen Wert der freien Enthalpie gekennzeichnet ist.
Radikale: (Freie)	Moleküle und Atome, die ein ungepaartes, einzelnes Elektron besitzen, meist sehr reaktionsfähig und bestrebt sind, durch Bildung von anderen Molekülen oder Polymeren diesen Radikalzustand zu überwinden.
Katalysatoren:	siehe unter Enzyme
Leitfähigkeit:	Reziproker Wert des elektrischen Widerstandes ($1/rho$); *(elektrische)* wird in Siemens (S) ausgedrückt.
Proteine:	Eiweiße
pH-Wert:	Maß für die Konzentration an freien Wasserstoff- bzw. Hydroxyl-Ionen in einer

Lösung. Gibt die chemisch wirksame Azididät der Lösung an. Die pH-Wert-Skala umfasst 14 Einheiten und gibt im logarithmischen Maß die Abnahme (Säure) bzw. Zunahme (Lauge) der Hydroxyl-Ionen-Konzentration an. pH=7 charakterisiert den Neutralitätspunkt, während die niedrigeren Werte saure und die höheren Werte basische Milieus kennzeichnen.

P-Wert: Es handelt sich um eine Rechengröße aus den drei Basisgrößen pH, rH und rho. Grundlegend ist die Tatsache, dass sich die Abhängigkeit dieser drei Werte untereinander mathematisch nachweisen lässt.
Ableitung der elektrischen Leistung P:
$E_h = 29{,}07\,mV\,(rh-2pH)^{20°C}$.
Über das OHMSCHE GESETZ lässt sich in Verbindung mit dem gemessenen elektrischen Widerstand (rho) die Stromstärke ermitteln:
$1[mA] = E_h\,[mV] \cdot rho^{-1}\,[\Omega]$
Die elektrische Leistung P [μw]. ergibt sich aus:
$$P = 1 \cdot U$$
$$= E_h \cdot E_h \cdot rho^{-1}$$
$$= E_h^2 \cdot rho^{-1}$$
$P[\mu w] = [29{,}07\,mV\,(rH - 2pH)]^2 \cdot rho^{-1}$
E_h = gemessene elektrische Spannung [mV] im Verhältnis zur Wasserstoffelektrode als Bezugspotential.
Aus der Ableitung ergibt sich der P-Wert als elektrische Leistung [μw].

Qualität: Unter der Qualität eines Lebensmittels kann man einerseits die Fähigkeit verstehen, dem Verbraucher freie Energie zuzuführen. Ein Maß für die Qualität wäre dann die pro Masseneinheit des Lebensmittels zugeführte Kalorienmenge.

Neben dieser Aufgabe erfüllt ein Lebensmittel in der Regel die übergeordnete Funktion, den Ordnungszustand des Verbrauchers aufzubauen und zu stabilisieren. Als Maß für diese Art von Qualität ist der Quotient $\triangle S/\triangle E$ entscheidend, wobei $\triangle S$ die pro Masseneinheit des Lebensmittels verminderte Entropie S des Verbrauchers darstellt.

Redoxwerte: Messwerte bei Redox-Messungen, die in mV- oder rH-Werten dimensioniert sein können.

Redoxpotential: Das Redoxpotential charakterisiert die Balance zwischen oxidativem Abbau (Katabolismus) und reduktiver Synthese (Anabolismus) im Stoffwechsel. Redoxreaktionen spielen bei Energieumsetzungen und Synthesevorgängen eine wichtige Rolle.

rH-Wert: Er ist in Analogie zum pH-Wert der negative Logarithmus des Wasserstoffdruckes, unter welchem man sich die in die Messlösung eintauchende Elektrode stehend zu denken hat und dessen Größe von dem in der Lösung befindlichen Oxidations-Reduktions-System abhängig ist. Die rH-Skala hat 42 Einheiten; der Neutralpunkt liegt bei rH 28. Unter rH 28 spricht man von reduktiven, über rH 28 vom oxidativen Milieu (nach KORDATZKI). rH 0 entspricht einem Wasserstoffdruck von 1 bar, rH 42 einem Sauerstoffdruck von 1 bar. Sowohl der pH-Wert als auch der rH-Wert werden elektrometrisch mit sehr kurzem Messzeitaufwand über entsprechende Eintauchelektroden gemessen.

rho: = spezifischer elektrischer Widerstand, bezogen auf einen Leiter bzw. eine Widerstandselektrode mit definierten Dimensionen. Eς ist eine Stoffgröße und damit abhängig von der chemischen Zusammensetzung, der mechanischen und thermischen Behandlung und der Temperatur des Messgutes.

Widerstand: siehe rho
(spezifischer)

Xenobiotika: xeno (griech.) = fremd. Alle vom Menschen verursachten Stoffe, die aus der Umwelt kommend, meist schädigend auf den menschlichen Organismus einwirken.

Autoren

Dr. Manfred Hoffmann
  Promotion 1970; Professur seit 1978, Emeritus seit 2005
— vertrat an der FH Weihenstephan/Triesdorf die landwirtschaftliche Verfahrenstechnik und war Koordinator für die Ausbildung im ökologischen Landbau;
— neben technologischen Entwicklungen zur chemiefreien Unkrautbekämpfung befasste er sich mit verfahrensorientierter Qualitätsforschung;
— Veröffentlichungen zu Fragen der chemiefreien Unkrautbekämpfung („Abflammtechnik") sowie zur allgemeinen Technik im ökologischen Landbau und zur Lebensmittelqualität aus elektrochemischer Sicht;
— Vorstandsmitglied in der Deutschen Gesellschaft für Umwelt- und Humantoxikologie e.V. (DGUHT).

Bernhard Staller
  Dipl. Physiker, Feinmechanikerlehre
— Studium der Physik in Regensburg und Boulder (USA);
— leitende Tätigkeit in der Industrie (Fertigung, Prozesstechnik, Qualitätssicherung);
— Fachbereichsleiter am Wasserwirtschaftsamt;
— Umweltgutachter für Versicherungskonzern;
— seit 1999 Geschäftsführer der Fa. EQC, Weidenbach;
— Lehrbeauftragter an der FH Ansbach.

Dr. Günter Wolf
— Studium der Chemie an der Friedrich-Alexander-Universität Erlangen-Nürnberg;
— Promotion zum Dr. rer. nat. am Institut für Physikalische Chemie in Erlangen, nach einer Tätigkeit als Wissenschaftlicher Assistent an diesem Institut bei der Firma Varta im Forschungs- und Entwicklungszentrum in Kelkheim tätig;
— seit 1971 Professor für Physikalische Chemie an der FH Nürnberg, FB Techn. Chemie; Emeritus seit 2000;
— Forschungs- und Entwicklungsarbeiten auf den Gebieten der Elektrochemie, der chemischen Thermodynamik, der Reaktionskinetik sowie der Umwelt- und Energietechnik.

Zitate

Wenn man sich für einen Skeptiker hält,
tut man gut daran,
gelegentlich auch an seiner Skepsis zu zweifeln!
Sigmund Freud (1856-1939)

Wenn eine Tatsache, auf die man stößt,
mit der herrschenden Theorie im Widerspruch steht,
muss man die Tatsache akzeptieren und die Theorie verwerfen, auch wenn diese von namhaften Wissenschaftlern unterstützt, allgemein angenommen wird.
Claude Bernard (1813-1878)

Eine neue wissenschaftliche Erkenntnis lässt sich gewöhnlich nicht so darstellen, dass ihre Gegner überzeugt sind. Diese sterben vielmehr aus, und eine nachwachsende Generation ist von Anfang an mit der Wahrheit vertraut.
Max Planck (1858-1947)

Wann auch immer den Wissenschaftlern über eine neue Entdeckung berichtet wird, sagen sie zuerst:
"Das trifft wahrscheinlich nicht zu."
Wenn danach die Richtigkeit bestätigt wurde, sagen sie: "Es mag wohl zutreffen, die Entdeckung ist aber nicht wichtig."
Schließlich, wenn genügend Zeit vergangen ist und ihre Bedeutung bewiesen wurde, sagen sie:
"Gewiss ist sie wichtig, aber sie ist nicht mehr neu."
Michel de Montaigne (1533-1592)

Dinge können durchaus richtig sein,
aber ihre Erklärung kann falsch sein.
Widerlegt man die Erklärung, so verlieren die Dinge nichts an ihrer Richtigkeit.
Ein in der Wissenschaft häufiger demagogischer Trick ist es, unangenehme Wahrheiten, die man selbst nicht zu widerlegen vermag, durch Widerlegung falscher Begründungen zu bekämpfen.
Werner Kollath (1892-1970)

> Aufgabe der Naturwissenschaft ist es nicht nur, die Erfahrung zu erweitern, sondern in diese Erfahrung eine Ordnung zu bringen.
>
> NIELS BOHR (1885-1962)

... zum Beispiel durch allgemein verständliche wissenschaftliche Texte und Bücher.

Ich unterstütze auch Sie dabei:
mit sprachlichem Know-how
und journalistischem Gespür.
Als „Übersetzerin", die
komplizierte Sachverhalte
lesbar gestaltet.

Als Lektorin.

Christa REY
Sonnenleite 16
91595 Burgoberbach

Tel.: 0049 (0) 9805-92141
Fax: 0049 (0) 9805-92142
mobil: 0171-4063041

E-Mail: crey@chor-netz.de

baerens & fuss — bücher mit inhalt.

Buchversand mit mehr als 3.000 Fach- und Sachbüchern. Über 100 eigene Verlagstitel.

ökologischer landbau : umwelt im alltag : sanft reisen

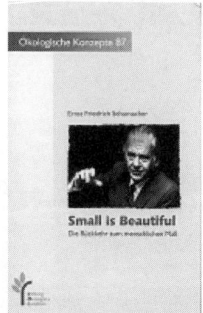

Ernst Friedrich Schumacher
Small is beautifull
Die Rückkehr zum menschlichen Maß

Vor dreißig Jahren veröffentlichte der deutsch-britische Ökonom Ernst F. Schumacher seinen Bestseller "Small is beautifull". Das Plädoyer für eine Rückkehr zum menschlichen Maß scheint nun, nach langer Anlaufzeit, nicht nur politik-, sondern auch marktfähig zu werden.
Das Buch "ist das Brillanteste und Schärfste, was man bislang im geistigen Rüstzeug der Alternativbewegung findet" (taz).
2001, 3. Auflage, 285 Seiten
Bestellnummer B-101-086 Euro 15,00

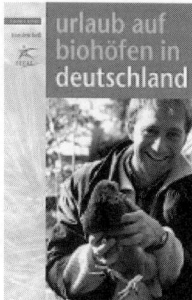

Torsten Kell
Urlaub auf Biohöfen in Deutschland

114 Biohöfe von der Ostsee bis zu den Alpen laden in Deutschland zu einem Urlaubsaufenthalt ein. Jeder Hof wird auf zwei farbig illustrierten Seiten mit allen Übernachtungs- und Freizeitangeboten, Preisen und Verpflegungs- und Einkaufsmöglichkeiten für Bioprodukte vorgestellt. Auch über besondere Angebote für Kinder sowie touristische Ziele in der Umgebung wird informiert. Regionale Übersichtskarten und -tabellen erleichtern die Urlaubsplanung.
Bestellnummer E-494-100 Euro 14,00

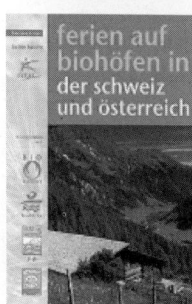

Katrin Kusche
Ferien auf Biohöfen in der Schweiz und Österreich

41 Biohöfe in der Schweiz und 36 Biohöfe in Österreich freuen sich auf Urlaubsgäste. Jeder Hof wird auf zwei farbig illustrierten Seiten mit ausführlichen Informationenen zu Unterkünften, Preisen, Verpflegung, Freizeitmöglichkeiten und Tipps für Ausflüge in die Umgebung vorgestellt. Das Buch enthält ca. 210 Seiten, mehr als 140 Farbfotos, 2 Übersichtskarten und Tabellen.
Bestellnummer E-412-100 Euro 14,00

Bestellen Sie hier: www.baerfuss.de telefon **0385-562918**

baerens & fuss OHG · Buchversand und Verlag · Möwenburgstraße 33 · D-19055 Schwerin